大展好書　好書大展
品嘗好書　冠群可期

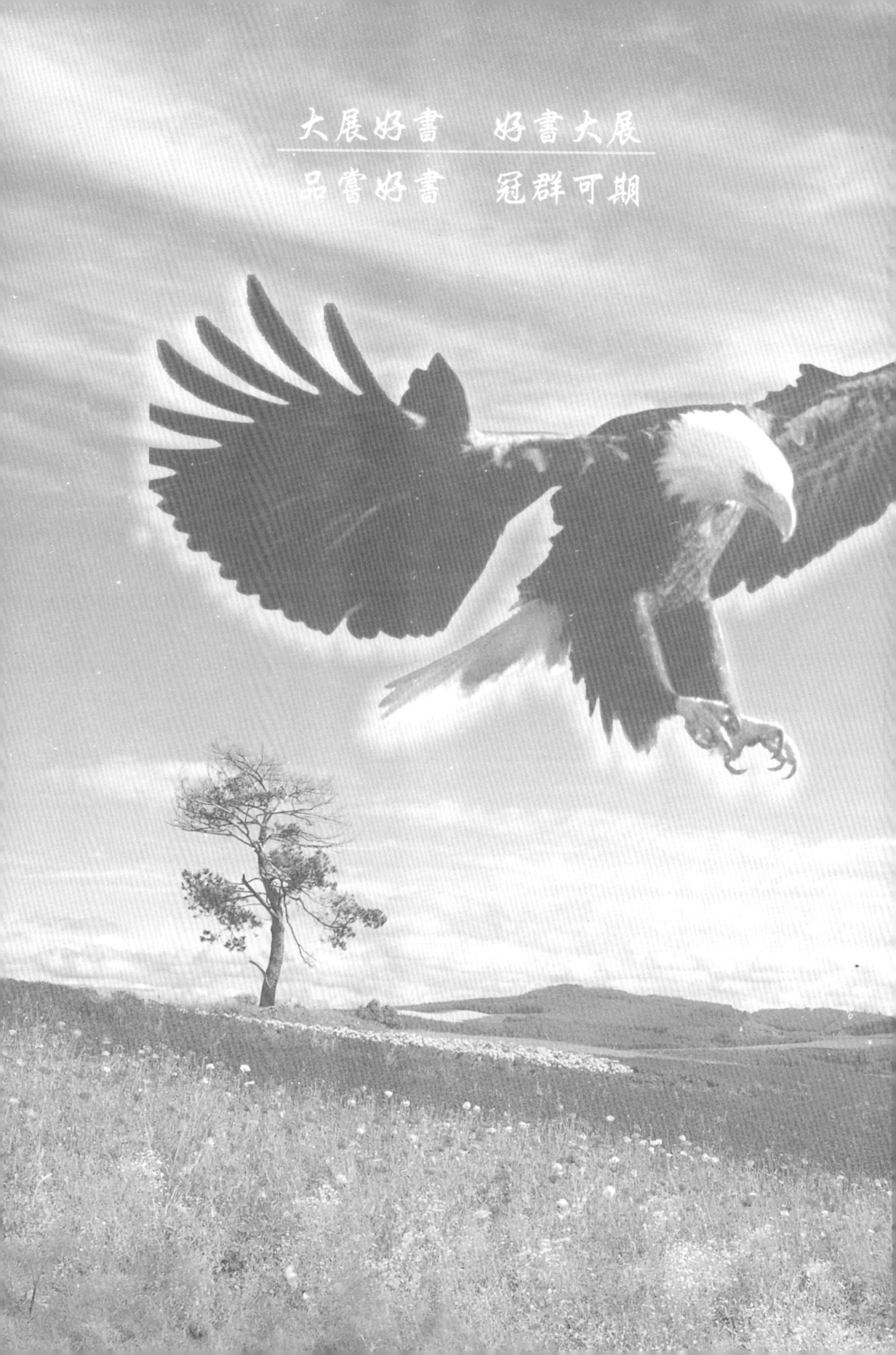
大展好書　好書大展
品嘗好書　冠群可期

元氣系列 12

黑豆健康法

劉淑玉 主編

大展出版社有限公司

前言

隨著生活水準的提高，一些不同於昔日「貧困病」的「富貴病」陸續出現，對人體健康構成極大的威脅。

例如高血壓、高血糖、高血脂被稱為「三高症」，以前這是中老年人才會出現的病症，但是現代人追求美食與暴飲暴食，大量攝取油炸食品、甜食及各種食品添加物等，結果不少年輕人也受到「三高症」的威脅。

不只是三高症，肥胖、心血管疾病、各種慢性病以及癌症患者逐年攀升，即使擁有進步的現代醫療，對於一些難治疾病也束手無策。

隨著現代營養過剩所帶來的「文明病」的增加，慢性病已呈上升的趨勢，因而有人提出「讓生活粗糙一些」，「人類應該反璞歸真」，不要過多的算卡路里、營養素，應該堅持「雜食多樣、按需進食」的原則。

雖然飲食不均衡是引起疾病的一大要因，但是，抽菸、喝酒、工作壓力、缺少運動、生活不規律、環境污染等都是原因之一。

不良的生活方式，讓我們的健康亮起了紅燈，在我們享受現代文明的同時，一些文明病也悄悄的危害我們的健康，例如電腦病、憂鬱症、空調病等。

市面上充斥著各種垃圾食品，例如油炸類、醃製類、肉類加工品、餅乾、飲料、罐頭、蜜餞、冷凍甜點、燒烤類等食品，長期食用，會誘發各種疾病。

經常攝取這類食品，再加上各種不良的生活習慣，想要不生病也難。健康是人生最大的財富，健康是可以創造的。而疾病也不是一天造成的，是各種不良因素日積月累而產生。只要平常用點心，想要遠離疾病、創造健康絕非夢想。

疾病的預防勝於治療，最好的醫生就是自己。很多疾病的發生都與飲食有關。換言之，攝取正確的飲食，就能夠預防各種疾病。

邁入高齡化的社會，自己的健康要靠自己維護。從年輕時就要做好各種防範措施。重視均衡的營養，不偏食，戒除菸酒或大量喝咖啡的習慣，適度的做運動，利用優質的營養食品彌補不足的營養。

很多天然的傳統食品重新被評估，不但能食補，也能發揮藥效。本書所介紹的黑豆，就是最好的例子。

生命的過程即是排毒過程。毒素蓄積在體內超過一定量時就會引起疾病。因此，在日常飲食生活中進行排毒和消毒有助於保健。尤其環境污染日益嚴重，清除體內的有害物質更顯得重要。平日多攝取具有排濁解毒作用的食物，就能夠得到健康與長壽。

自古以來，黑豆被視為強肝補腎的極品，也被當成珍貴的藥材使用，能排除體內的毒素，提高免疫力，預防及改善各種疾病與癌症。

健康的鑰匙就握在自己的手中，想要得到健康長壽並非夢想。希望本書所介紹的黑豆，能夠幫助你獲得幸福快樂與健康的人生。

目錄

第二章　黑豆的有效成分

第三章　活性氧是萬病之源

第四章　黑豆是豆類中的奇葩

第五章　黑豆的神奇效果

第六章　利用黑豆減肥

第七章　黑豆效果體驗談

第八章 利用黑豆改善的疾病與藥膳

第九章　黑豆的Q&A

第一章　黑豆帶給你健康與美麗

豆類是重要的營養食品

在植物性食品中，豆類的營養豐富，富含蛋白質，尤其黃豆和黑豆中含有優質蛋白質，不必擔心膽固醇的問題。豆類中含有較多的賴氨酸，能補充米中賴氨酸的不足，兩者搭配食用，能攝取到均衡的營養。

豆類的相關製品不勝枚舉，以黃豆（大豆）為例，可以加工製成豆漿、豆乾、豆花、豆腐、豆腐皮、豆腐乳、油豆腐、醬油、納豆、味噌、豆豉及各種素食製品。

味噌和納豆可說是日本人的最愛。味噌是以黃豆、米或大麥的混合物經由米麴發酵製成的食品。

納豆是將煮熟的黃豆在六十℃的溫度下利用納豆菌發酵製成。

國人料理中常看到的豆豉，也是以黃豆為原料發酵而成的製品，是營養豐富的調味料。

食物中的蛋白質含量

食物	蛋白質含量（%）	食物	蛋白質含量（%）
黃豆	39.2	豬肉	13.3～18.5
花生	25.8	雞蛋	13.4
雞肉	21.5	小麥	12.4
牛肉	15.8～21.7	麵粉	11.0
羊肉	14.3～18.7	小米	9.7
玉米	8.6	高粱	9.5
稻米	8.5	紅薯	1.3
牛奶	3.3	大白菜	1.1
菠菜	1.8	黃瓜	0.8
油菜	1.4	白蘿蔔	0.6

豆類除了含蛋白質、脂肪外，也含有醣類、膳食纖維、灰質、鈣、磷、鐵等礦物質，還有胡蘿蔔素、維他命B群、異黃酮、木素、皂苷等重要的營養成分。

魚中含有能夠活化腦部功能的DHA（二十二碳六烯酸）及預防動脈硬化的EPA（二十碳五烯酸）。將米、豆類、魚搭配攝取，是健康、低熱量的理想飲食。

當然，也要充分攝取富含維他命、礦物質與膳食纖維的蔬果，藉此能抑制熱量攝取過剩。

在豆類中，黑豆往往受人忽視，可能是人們不喜歡吃帶有黑色素的東西吧！殊不知這種黑色素正是重要的抗氧化成分，能預防各種疾病與癌症，所以，今後應該要經常攝取黑豆來養生。

合理的飲食條件

飲食的好壞決定人體的健康與否，要攝取營養均衡的飲食，不可偏食或暴飲暴食。過去人們會擔心營養不足，但是，現代人追求美食，且經常攝取高熱量、高脂肪的西方食品，造成肥胖者激增，引發各種疾病。

與現在的食物相比，以前的傳統飲食較為自然，不濫用調味料，也甚少使用食品添加物等。

長期偏愛甜食，會引起消化不良、糖尿病、臃腫等病症。經常攝取太鹹的食物，易使血壓上升，增加心臟與腎臟的負擔。

大家都知道病從口入，想要吃出健康的身體，首先要改善錯誤的飲食習慣。

世界上有成千上萬種食物，但是，很少食物能全面性的滿足生物對營養的需求。因此，要攝取多種類食物加以互補，才能攝取到均衡的營養。

在各種飲食壞習慣中，偏食是最不好的習慣。另外，飽食、炸食、鹹食、甜食、零食、厭食等習慣也不好。

理想的飲食內容大致如下：

①飲食多樣化　②限制食鹽的攝取量
③油脂要適量　④少吃甜食
⑤控制酒的攝取量　⑥飲食八分飽
⑦三餐定食定量　⑧充分攝取蔬果

經由動物實驗證明，減少食量能延長壽命，尤其進入中年後，更要節制食量。

最近，抗氧化食品盛行，因為人們慢慢的知道活性氧是造成老化的元兇。活性氧蓄積在人體皮膚或各臟器的細胞內，會成為褐脂肪，在皮膚內形成老人斑，使皮膚粗糙，失去彈性與光澤。

因此，除了注意飲食的營養均衡外，也要努力清除體內的活性氧。

瑞士的科學家證實，過食會增加器官組織的工作量，使體內產生更多的活性氧，加速老化的進行。

本書的主角——黑豆，除了均衡的含有各種營養素外，也含有多種抗氧化物質，能清除體內的活性氧，抗衰老，預防包括癌症在內的各種疾病。藥效溫和，任何體質的人都適用。

全家人一起攝取黑豆共創幸福

澳洲科學家艾佛里經過研究後指出：飲食過多是使人提前衰老的原因。他說，人的自然壽命是一一〇～一二〇歲，但很少有人活這麼久，如果將食物大大減少，就可以活到一二〇歲。

他以動物為實驗對象，證明給動物食物減半，那麼，壽命延長七十％。他分析，人吃的食物過多，體內器官的負荷就過量，如心、肺、腎等臟器，身體就會受損害，所以減少食物，可以推遲衰老，延長壽命。

想要創造健康，就要從每天的飲食著手。從孩提時代注重營養的均衡，才能創造快樂的未來。

現代人生活忙碌，經常外食，再加上速食品氾濫，導致營養失調，尤其很多女性都有貧血或生理方面的問題。

黑豆用水煎煮成黑豆茶，或製成黑豆酒飲用，能改善各種毛病。黑豆是強肝補腎食品，也被當成珍貴的藥材使用。

黑豆中的異黃酮、花青素、皂苷等，都是強力抗氧化物質，能創造健康，延緩老化。

經常飲用黑豆茶、黑豆酒或咀嚼黑豆，能活化腦部功能，預防痴呆、肥胖或高血脂症等各種疾病。

煮一鍋黑豆茶全家人飲用，能共同創造健康，拉攏家人的感情，一家和樂融融。

加水煮黑豆時所出現的浮沫或澀味，均屬有效成分，不要輕易捨棄。尤其黑豆的花青素易溶於水，倒掉煮汁就無法得到花青素的恩惠。

經常攝取黑豆，能淨化血液，培養體力並強化精力。製成黑豆酒飲用，能補腎強精，消除疲勞，是中老年人養生的滋補藥酒。早晚餐前飲用，能預防及治療高血壓。

黑豆是生活習慣病與癌症的救星

食物的營養價值與它的進食量有密切的關係。例如，我們不能禁食糖類，因為糖是大腦必需的最佳熱能來源。但吃糖太多是發胖的主要原因，而且糖太多還會不時刺激胰腺，容易引起糖尿病。所以，再有營養的東西，吃得過多也是有礙健康。

自然，有一個含義，就是盡量吃「自然食」，而少吃加工過細的、添加各種食用色素或糖的食品。

現在糖尿病堪稱是國民病，每五人之中有一人罹患糖尿病。尤其進入中年後，容易引起動脈硬化，血液循環不良，罹患高血壓、狹心症、心肌梗塞、腦中風等疾病。

動脈硬化會在不知不覺中進行，是造成各種生活習慣病的元兇。

黑豆中的大豆蛋白、卵磷脂、皂苷能降低膽固醇或中性脂肪，而鈣、鎂等礦物質能強化血管，使血管富於彈性。花青素能防止血中壞膽固醇（ＬＤＬ）氧化，預防動脈硬化。

此外，黑豆中所含的胰蛋白酶抑制劑能改善糖尿病。皂苷、膽鹼能預防脂肪肝。花青素能消除活性氧，避免細胞癌化，預防癌症。

至於異黃酮，則具有類似女性激素、即雌激素的作用，能夠緩解更年期障礙，預防及改善女性的乳癌或男性的前列腺癌，也能抑制肺癌與結腸癌。

黑豆中含有豐富的膳食纖維，能促進致癌物質迅速排出體外。

除了預防及改善生活習慣病與癌症外，也具有紓壓效果。黑豆中富含鈣、鎂等礦物質，能抑制神經的興奮，穩定情緒。而卵磷脂能使腦神經細胞膜的成分正常運作，讓身體處於最佳狀態，達到抗壓效果。

嗜酒人士經常喝黑豆茶，能保護肝臟免於酒精之害，預防酒精中毒與宿醉。

讓黑豆為你創造健康與美麗

邁入高齡化社會，老年人越來越多，推估將來罹患痴呆或臥病在床的老人有增無減。

自己的健康要靠自己管理，想要擁有健康與長壽，平常就要養生，過著規律正常的生活，飲食求取營養均衡，做適度的運動，或利用營養食品維持健康。

黑豆，是既經濟又實惠的營養食品。含有優質的蛋白質和必須不飽和脂肪酸，能降低膽固醇與中性脂肪，強化血管，促進血液循環，預防各種疾病。

黑豆中的維他命Ｅ，能消除活性氧，抗氧化。維他命Ｅ素有「抗氧化維他命」、「恢復青春維他命」之稱。能夠抑制活性氧損傷細胞膜，預防癌症與抗衰老。

黑豆中的各種有效成分相互作用，能強化腎臟、肝臟、胰臟等臟器，消除肥胖、減少白髮，同時，改善膝痛、腰痛、喉嚨痛、關節痛等各種疼痛，恢復

健康身體所具備的條件

1. 精力充沛	5. 血糖值得到控制
2. 擁有足夠的抗壓性	6. 膽固醇值得到控制
3. 記憶力佳	7. 身材消瘦
4. 骨骼強健	8. 心臟功能正常

健康與青春。

黑豆是天然食品，不用擔心副作用的問題，能夠長期持續使用。

自古以來，黑豆的藥效受人矚目。現代研究也發現，攝取黑豆，能養顏、潤膚，使頭髮變得烏黑亮麗。用水煎煮成黑豆茶飲用，相當方便，是受人喜愛的養生茶。

吃黑豆能讓你變聰明

黑豆中的卵磷脂能降低膽固醇，也能提高腦神經的功能。此外，異黃酮、膽鹼和有機鐵，能預防老人痴呆，增強記憶力。

腦和髮根的耗氧量頗高，黑豆成分有機鐵，能將更多的氧送達腦和髮根，強化腦功能，鞏固髮根，預防白髮。

一旦氧的消耗量增加，會產生活性氧，危害人體健康。黑豆中的皂苷、維他命E和鋅、錳等礦物質，能消除活性氧，保護身體免於活性氧之害。

黑豆的異黃酮、皂苷、必須不飽和脂肪酸和維他命E等成分，能防止血栓的形成，預防腦血栓、腦梗塞與心肌梗塞。

人類會隨著血管一起老化，想要擁有健康與青春，就要維持血管的青春，強化血管的功能。

攝取黑豆，能恢復血管的彈性，預防動脈硬化，對於腦中風或腦血管阻塞所引起的痴呆有效。

老年人的牙齒脆弱，咀嚼炒過的黑豆較為吃力，作成黑豆茶飲用，也可以攝取到黑豆的有效成分，提高免疫力，預防痴呆，享有健康長壽。

第二章　黑豆的有效成分

黑豆的藥效成分

黑豆又叫黑大豆、烏豆，其各種健康效果，是來自於它所含的各種有效成分。包括大豆蛋白、必須不飽和脂肪酸、植物雌激素、花青素、卵磷脂、膳食纖維、寡糖、皂苷、維他命和礦物質等。

黑豆是重要的食物，具有「平」的性質，味甘，任何體質的人都可以安心的長期食用。將黑豆加水煮成黑豆茶，就好像麥茶一樣，又香又好喝，能改善各種病症，是珍貴的藥材之一。

黑豆具有補腎、活血、利水、祛風、解毒等的作用。可用於水腫脹滿、風毒腳氣、黃疸浮腫、風痹筋攣、產後風疼、口禁、癰腫瘡毒、藥物中毒等。

黑豆皮則有養血平肝、除熱止汗等較好效果。

以下逐一說明黑豆的成分與作用。

大豆蛋白

黃豆有「植物肉」之稱，含有豐富的大豆蛋白。大豆蛋白含有人體不可或缺的八種必須氨基酸，也富含天門冬氨酸、谷氨酸和少量的膽鹼。這三種物質能促進腦神經的發育，增強記憶力。

俗語說「金豆銀豆不如黃豆」，在肉類、奶類、蛋類等食用量不足的情況下，可以利用黃豆補充營養。

黑豆是黃豆的同類，所含的蛋白質亦屬優質蛋白質，均衡的含有人體所需的八種必須氨基酸。同時，也含有精氨酸、丙氨酸等興奮系氨基酸。精氨酸大量存在於精液中，能增加精子數，提升精力。丙氨酸能提高興奮度，所以，黑豆是極佳的強精劑。

雖然黃豆的蛋白含量高於肉、蛋、奶類，但是就人體利用的結構而言，植物蛋白優於動物蛋白。

西方人士過度攝取動物蛋白，造成肥胖症、焦躁症、心肌梗塞、冠心病的發病率大為提升。黑豆中所含的大豆蛋白，能降低膽固醇，預防各種生活習慣病與癌症。

必須不飽和脂肪酸

所謂必須不飽和脂肪酸，是指在人體內無法合成，必須藉由食物供給的不飽和脂肪酸，例如，亞油酸、亞麻酸、花生四烯酸等。

必須不飽和脂肪酸是對人體健康有益的脂肪，具有降低血中膽固醇和三酸甘油酯的作用。黑豆中含有亞油酸、亞麻酸等必須不飽和脂肪酸，能夠減少血中的壞膽固醇，有效的降血壓。

亞油酸進入體內之後，會變成前列腺環素物質，能擴張血管，促進血液循環，改善血壓和耳鳴。

此外，必須不飽和脂肪酸具有抗炎作用，能舒緩腰膝疼痛。

植物雌激素

具有類似女性激素的作用，以異黃酮為代表。黑豆中富含異黃酮，能改善女性激素分泌失調所造成的各種問題，例如，乳癌、骨質疏鬆症、痛經或生理不順等問題。

停經後的女性，女性激素減少，容易引發骨質疏鬆症。可以藉由植物雌激素補充減少的女性激素，改善骨質疏鬆症。

很多女性長年來都有痛經或生理不順等的苦惱。植物雌激素是女性的好幫手，能夠改善各種生理問題。

植物雌激素具有制癌效果，能夠抑制細胞的異常增殖，防止細胞癌化，預防乳癌等癌症。

此外，也能淨化血液，預防血栓與痴呆，改善掉髮與肌膚問題，得到抗衰老效果。

花青素

黑豆的黑色即來自這種色素。花青素是植物行使光合作用所生成的有機化合物製造出來的澀味成分，為一種多酚。

黑豆的花青素稱為菊苷，大量存在於皮中。具有抗氧化作用，能去除讓身體氧化而加速老化的活性氧。

雖然活性氧是保護身體免於受到細菌等傷害的必要物質，但是，活性氧過剩會危害人體健康，引發各種疾病。一旦活性氧過剩而使得血管或血液氧化，會引起動脈硬化或心肌梗塞等病症。

花青素能消除活性氧，保護或修復毛細血管，強化血管，淨化血液，預防高血壓或動脈硬化。

花青素也能維護眼球的細小血管，保護眼睛健康。對全身發揮效果，防止全身老化。

花青素易溶於水，用水煎煮黑豆會看到一鍋的黑水，這就是黑豆中含有花青素的證明。想要攝取這種成分，與其光吃黑豆，不如煮成黑豆茶飲用更有效。

卵磷脂

卵磷脂是構成身體細胞的成分之一，也是生命的基礎物質。存在於身體每一個細胞與臟器中，主要功能如下：

①降低血中膽固醇　②活化腦細胞
③降血壓　④增加血液中的血紅素
⑤預防各種皮膚病　⑥使肌膚富於彈性
⑦安定精神　⑧提高性功能
⑨預防及治療脂肪肝　⑩促進毛髮發育
⑪改善糖尿病　⑫提高免疫力
⑬溶解動脈中積存的斑點　⑭去除皮膚及眼睛周圍的斑點

卵磷脂能分解肥胖者的皮下脂肪，促進全身代謝，排除體內多餘的物質，達到減肥與美容效果。

生理不順或生理痛多半是女性激素失調所致。卵磷脂能促進激素的代謝，達成協調狀態，改善各種生理症狀。

卵磷脂有「天然精神安定劑」之稱，能舒緩神經緊張，改善包括焦躁、耳鳴、頭痛、失眠等在內的各種自律神經失調症。

便秘不只和飲食有關，也與心理、尤其和神經緊張有關。卵磷脂能安定精神，改善神經緊張或壓力所引起的便秘。

便秘症患者，體內毒素容易積存於腸內，經由吸收而隨著血液循環，成為面皰、雀斑與肌膚乾燥的原因。

卵磷脂能幫助將體內的毒素運送到肝臟、腎臟加以處理，從而改善各種肌膚問題，對於濕疹、乾癬等皮膚病也有效。

卵磷脂進入體內後，會變化成乙醯膽鹼或肌醇。乙醯膽鹼能活化腦細胞，提高記憶力與注意力，預防老人痴呆症。不只能提高腦力，也能減少掉髮，防

免疫力降低的自覺症狀

1. 體力變差。
2. 細菌感染後不易痊癒。
3. 容易疲倦。
4. 服藥後治療效果不佳。
5. 常生病，一年出現二次以上細菌性肺炎等嚴重疾病。
6. 感染該年齡層不該感染的疾病。

止白髮增加。

黑豆中富含卵磷脂。通常，卵磷脂不溶於水，但是，黑豆的卵磷脂易溶於水，可以作成黑豆茶飲用。經常飲用黑豆茶能攝取到卵磷脂，改善各種疾病。

膳食纖維

纖維分為可溶性與非溶性兩種。可溶性纖維能控制血糖，降低膽固醇；非溶性纖維可以防止便秘等疾病，預防大腸癌。

根據研究報告指出，與很少攝取膳食纖維的人相比較，經常攝取膳食纖維的人健康狀況較佳。

體重不易增加，較少罹患心血管疾病，例如高血壓、高血脂、高膽固醇症、心臟病等。

膳食纖維之所以能夠預防大腸癌，有三個原因。一是可吸附膽汁酸與致癌物質，二是能降低膽汁酸與致癌物質的吸收量，三是改善腸內細菌叢，減少致癌物質的產量。

膳食纖維在人體進行各種作用後，會產生以下幾種好處。

①降低熱量的攝取和營養素的吸收率。

②抑制飯後血糖濃度上升。

③排除有害物質並減少其吸收量。

④改善腸內細菌叢的生態，增加腸內益菌而減少害菌。

⑤降低血中脂肪濃度。

⑥延緩胃和小腸的排空時間，使腹部產生飽足感。

⑦增大糞便的容積，縮短其在大腸內滯留的時間。

膳食纖維的攝取量，應該視自己的營養狀態而定，最好每天攝取三五～四十克。同時要適量的喝水，幫助膳食纖維在腸內發揮作用，使糞便柔軟，消除便秘。

除了蔬果外，黑豆也富含膳食纖維。黑豆的膳食纖維存在於黑豆皮中。作成黑豆茶飲用，能夠攝取到膳食纖維，有助於調整腸胃，消除便秘。

寡糖

寡糖能提高乳酸菌或雙歧乳桿菌等益菌的作用，抑制壞膽固醇的吸收。另一方面，能抑制腸內害菌的增加，減少害菌所製造出來的二次膽汁酸，降低致癌物質，預防大腸癌。

除了寡糖外，黑豆中也含有半乳聚糖，能抑制糖的吸收，有助於減肥。

皂苷

在煮黑豆或黃豆時，煮汁上會浮現泡沫，這即是皂苷的界面活性作用造成的。

皂苷和維他命E、花青素一樣，具有強力的抗氧化作用，能夠防止細胞氧化，預防身體老化，維持健康。

皂苷也能消除血管內的血栓，淨化血液，促進血液循環，預防心肌梗塞或腦梗塞，也能改善耳鳴。

黑豆中的皂苷，能抑制聲帶腫脹，消除喉嚨的阻塞感，抑制痰和咳嗽，改善各種喉嚨問題。同時能溫熱身體，提高免疫力，預防及治療感冒。

維他命

維他命是身體細胞發揮正常功能不可或缺的物質。但是除了維他命D外，人體本身不能合成維他命，必須從食物中攝取，藉此以維持身體健康。

攝取維他命要遵守以下幾個原則。

①最好從每天的食物中攝取必須維他命。

②攝取維他命要適可而止，過度攝取會引起中毒症。

各種維他命缺乏症

維他命A	夜盲症、骨骼變得脆弱、抗感染力降低、皮膚乾燥
維他命B	焦躁、憂鬱、肌肉不協調、疲勞、腳麻痺或刺痛、小腿肚有壓痛感、身體浮腫、體質虛弱
維他命B_2	口唇四周疼痛或皸裂、舌炎、皮膚炎
菸酸	皮膚痛、腹瀉、憂鬱、焦燥、舌頭痛
維他命B_6	抗感染力降低、貧血
維他命B_{12}	舌頭痛、嘴巴痛、脊髓神經異常、貧血
葉酸	抗感染力降低、貧血
維他命C	牙齦顏色異常、皮下出血、壞血病、傷口不易癒合
維他命D	嬰幼兒易罹患佝僂病、成人易罹患骨骼軟化症、運動功能障礙、肌肉無力症、冒冷汗
維他命E	細胞損傷造成早期老化、貧血
維他命K	骨骼變得脆弱、容易出血

③依個人所須選擇適當的維他命。

黑豆中含有豐富的維他命E。

維他命E具有強大的抗氧化作用，能保護細胞膜，防止細胞氧化，抗衰老。因為具有抗不孕症的作用，所以又名生育酚。

維他命E具有各種作用，與中樞神經、生殖系統和肌肉代謝有密切關係。能防治冠心病、動脈粥樣硬化與癌症，改善糖尿病等各種慢性病，是能夠延年益壽、恢復青春的維他命。

黑豆中也含有豐富的維他命B

群，能夠安定精神，改善失眠症。同時能強化鼻黏膜，增強抵抗力，預防感冒。

維他命B_1能夠促進血液的循環，並輔助鹽酸的製造、血液的形成及醣類代謝，改善焦躁的情緒，預防痴呆。攝取維他命B群，能夠將醣類、脂肪有效的轉換成能量，預防肥胖。

礦物質

礦物質為無機化合物，多半為金屬化合物，故名礦物質。其中，鈣、磷、鎂、鉀等是人體不可或缺的礦物質。礦物質佔人體重量的五％，構成牙齒、骨骼等堅硬組織。

人體每天進行新陳代謝，有一定量的礦物質會經由各種途徑排出體外，所以每天要藉由食物補充礦物質。

礦物質是重要的營養物質，不只是構成生物組織的重要材料，也能維持體內的酸鹼平衡。同時，維持細胞組織的滲透壓，調節神經的興奮和肌肉的運動。

此外，也能維持細胞膜的通過性，並且維持生物某些特殊的生理功能和解毒作用。

黑豆中含有鈣、鎂、鋅、有機鐵和錳等礦物質。鈣能強健骨骼，肌肉的生長與收縮及肌肉痙攣的預防都需要鈣。鈣也有降低血壓及預防骨質疏鬆症的作用，和鎂一同攝取，效果更佳。

停經後的女性，鈣和鎂的吸收率下降，容易發生骨折或骨質疏鬆症。

黑豆中同時含有鈣與鎂，能有效的強化骨骼，預防骨骼疾病。另外，也能安定精神，紓解壓力。

對於特別需要鈣與鎂的糖尿病患者而言，黑豆是最佳的選擇。尤其黑豆中還含有鋅、錳和有機鐵等，能夠預防糖尿病所引起的各種併發症。

胰蛋白酶抑制劑、胰凝乳蛋白酶抑制劑

這兩種酵素抑制劑是造成胰臟肥大的原因，會抑制蛋白質分解酶的作用，

昔日被視為壞蛋。

不過，最近發現它們能增加胰臟細胞，強化胰臟功能，能提高胰島素的分泌，改善糖尿病。

胰蛋白酶抑制劑不耐熱，所以，加熱時間不宜過長。會溶於泡沫中，因而用水煎煮黑豆時不要撈除泡沫。很多病人飲用黑豆茶後，血糖確實降低了。

第三章　活性氧是萬病之源

黑豆是優質的抗氧化食品

最近，我們經常聽到「自由基」這個名詞，也就是所謂的「活性氧」。活性氧與各種疾病和老化有關，因此，市場上也掀起抗氧化風潮，各種抗氧化保健食品、飲料、美容聖品紛紛出籠。

一般人體內的電子都是成雙成對存在，不過由於受到空氣、水源、壓力、飲食、環境中輻射的污染所影響，使得成對的電子遭到破壞，而這個落單的電子就是所謂的「活性氧」。

活性氧是健康的大敵，也是百病之源，只是在人體正常的運作下，一定會產生活性氧。人體內不斷的進行氧化、還原、吸收、排泄作用，而活性氧是人體氧化作用中的自然產物。

氧能夠活化細胞、促進新陳代謝，但是，不完全氧化會造成活性氧產生，危害身體健康。

既然活性氧是人體內的自然產物，所以，人體也存在一套抗氧化機制。但是，隨著飲食的逐漸西化，經常吃油炸與醃漬食物，再加上工作壓力、抽菸、喝酒、生活不規律、飲食營養不均衡，加速活性氧的生成，導致體內積存過多的活性氧。

一旦體內的抗氧化作用無法處理掉過多的活性氧，就會引發各種生活習慣病或癌症。

市面上販售的抗氧化物質琳瑯滿目，包括β胡蘿蔔素、維他命C、E、SOD（超氧化物歧化酶）、谷胱甘肽、大蒜、異黃酮、花青素、綠茶萃取物、茄紅素、硒、銅、鋅、蜂膠、諾麗果、銀杏、松樹皮萃取物、蔓越莓、紅麴、納豆、麥苗精、冬蟲夏草等，種類繁多。

黑豆中富含花青素、異黃酮、皂苷與SOD等多種抗氧化物質，也能補充各種營養，有助於改善生活習慣病與癌症。

活性氧與各種疾病和老化息息相關，因此，如何提升體內的抗氧化力，成為重要的課題。

活性氧是萬病之源

很多疾病都是因為活性氧而引起，例如，心臟病、腦中風、動脈硬化、糖尿病、肺氣腫、白內障及癌症等。

一旦人體細胞因為活性氧的作用而產生變性，會降低細胞原有的功能，同時不正常的細胞大量複製，造成器官失去功能，引發癌症。

活性氧也和心血管、腦血管疾病有密切的關係。不論是心肌梗塞或是腦中風，都與血管粥狀硬化有關。

根據醫學研究報告指出，當血管脂膜受到活性氧的傷害時，會產生過氧化脂肪，造成血管粥樣硬化。一旦腦血管阻塞硬化，會引起腦中風，冠動脈阻塞硬化會造成心肌梗塞。

活性氧也和關節炎有關。隨著人體老化，骨關節會跟著萎縮。這是因為在老化的過程中活性氧產生作用所致。風濕性關節炎是關節結締組織遭到破壞的疾病，是一種自體免疫疾病。活性氧會促使結締組織的薄膜發炎，引起關節炎。

糖尿病的發生也和活性氧有關。一旦體內活性氧過剩，會影響胰島素的正常分泌，形成糖尿病。活性氧會加速人體的老化速度，所以，消除活性氧成為預防疾病、抗衰老的重要課題。

氧是人體不可或缺的物質，但無可避免的，在人體利用氧的過程中會產生活性氧，幸好人體內有對抗活性氧的抗氧化系統。

首先是大分子的酵素系統，例如SOD（超氧化物歧化酶）、谷胱甘肽、過氧化氫酶等。這些抗氧化酶能夠抑制活性氧的形成。

就算活性氧已經形成，人體還有第二道防線，即小分子的抗氧化系統，這也是一般人較為熟悉的抗氧化物質。例如，β胡蘿蔔素、維他命C與E、茄紅素等。

總之，提高體內的抗氧化力，已經成為現代人維持及增進健康的一大課題。

飲食也和活性氧有關

想要去除活性氧，維持健康，除了藉助抗氧化保健食品外，也要注意平常的飲食。

很多天然食物中都富含抗氧化物質，能夠消除體內過剩的活性氧，創造健康。

相反的，暴飲暴食或攝取不當的飲食，會增加活性氧的生成。尤其現代年輕人愛吃油炸食物，造成體內產生更多的活性氧，危害健康。

不只是油炸，油煎的食物也會產生活性氧。而油脂豐富的動物性食品，例如，肉類或高蛋白食物都容易產生大量的活性氧，因此，要控制攝取量。

古人說「飲食八分飽」，經由現代醫學證明，這是有道理的。我們所攝取的食物，在體內轉化為能量的過程中會產生活性氧。飲食適量的話，所產生的活性氧量是人體可以處理的，但是，暴飲暴食會產生過量的活性氧，身體無法

消除活性氧、抗衰老的六種方法

1. 減少吸入做菜的油煙	4. 多攝取蔬菜、水果
2. 少服不必要的藥物	5. 避免農藥的污染
3. 戒菸	6. 喝大量乾淨的水

負荷，結果帶來傷害。

唐代醫學家孫思邈主張「不欲極饑而食，食不可過飽，不欲極渴而飲，飲不欲過多。」即是不要十分饑餓了才吃東西，每餐進食不可過飽；不要十分渴了才飲水，每次飲水不可太多。

他又提倡：「飲食以時，飢飽得中。」就是飲食要定食定量，經常處於「常如飢中飽，飽中飢」，不飢不飽的狀態中。

想要健康長壽，就要減少體內的活性氧。除了擁有良好的飲食習慣外，也要充分攝取天然蔬果，很多蔬果中都富含抗氧化物質。

進入中老年後，可以藉由一些營養食品或抗氧化保健食品來提高身體的抗氧化力。

抗氧化物質能讓落單的電子成為一對電子，使活性氧恢復穩定，幫助體內的活性氧減少。所以，抗氧化物值是電子補給站。

市面上常見的抗氧化保健食品

●黃酮類

又名維他命P，能阻斷壞膽固醇（LDL）的氧化，提高維他命C的效果。富含於蘋果、蔥、紅酒、香瓜等鮮黃色蔬果中，它有抗菌功效及促進血液循環、刺激膽汁形成、降低膽固醇含量、防治白內障，能預防動脈硬化與癌症。

●SOD（超氧化物歧化酶）

能對抗活性氧，是體內自然生成的抗氧化物質。具有抗衰老作用，能淡化皮膚的皺紋與斑點，恢復肌膚彈性與光澤，預防各種疾病與癌症。

●花青素

很多蔬果中都含有花青素，例如葡萄籽、藍莓、黑豆等。具有強力的抗氧化作用，能清除體內的活性氧，增加血管彈性，促進血液循環，降低膽固醇，改善動脈硬化。也具有抗病毒、抗菌作用，能提升人體免疫力。

●茄紅素

是胡蘿蔔素的家族成員，能消除活性氧，預防癌症，尤其是前列腺癌。能保護肌膚免於受到紫外線的傷害，也能降低膽固醇，預防心血管疾病，具有抗衰老作用。

●谷胱甘肽

參與肝臟解毒、細胞氨基酸的運送與維持免疫功能等作用。能去除體內的活性氧，不過，需要透過相關酵素的幫助才能發揮作用。

●綠茶萃取物

綠茶中所含的多酚物質兒茶素，是天然的油脂抗氧化劑，能消除體內的活性氧，保護細胞膜，延遲老化。同時，綠茶中所含的類黃酮植物營養素，能減少細胞ＤＮＡ受損，發揮防癌效果。

●蜂膠

蜂膠是蜜蜂從各種植物收集而來的樹脂質，當作補充品時，能強化身體的抗氧化力，提高免疫力，也能抗癌、保肝，同時具有消炎、止痛作用。有效成分包括蜂蠟、精油、花粉、樹脂、酵素與黃酮素等。

●蔓越莓

富含強力抗氧化物質花青素、花青素原、黃酮醇等酚類成分，能預防心血管疾病。

●松樹皮萃取物

富含抗氧化物質黃酮素，能保護血管，預防血管鬆弛。印地安原住民長年來將臨海的松樹皮煮茶用來治病。抗氧化效果為維他命C的二十倍、維他命E的五十倍。

●麥苗精

富含酵素，能促進新陳代謝，提高生理活性，有助於消除體內的活性氧。能預防血管和肝、腎疾病，對於糖尿病也有效。

此外，含有高農度的鉻，能提高體內葡萄糖的利用率，改善糖尿病。

•大蒜

富含蛋白質、維他命和鋅、銅、鍺等礦物質，能發揮抗癌效果。同時含有多種抗氧化物和果寡糖，能降血壓、預防血栓、心臟病、幫助消化。也能減少壞膽固醇，增加好膽固醇，預防心血管疾病，改善支氣管充血的症狀。

•紅麴

能降血脂，抗氧化力佳。

•冬蟲夏草

具有良好的抗氧化力，預防各種疾病。

•硒、銅、鋅

人體內的抗氧化物質，需要搭配某些礦物質才能發揮消除活性氧的作用。例如硒和維他命E搭配使用，能發揮強化效果，防止氧化引起的組織硬化，可以抗衰老。

鋅能夠提高腦部功能，改善精神分裂症。同時，能使前列腺正常運作，是生殖器官成長不可或缺的物質。此外，能穩定血液狀態，維持體內酸鹼平衡。

銅能提高維他命C的功能，幫助鐵的吸收，提高身體能量，也是體內的鐵轉變為血紅素時不可或缺的物質。同時，能夠活化體內的酵素，使維他命B_1、C、H順利被人體吸收。

活性氧會危害皮膚健康

除了體內自然產生的活性氧會造成皮膚老化外，平常受到日照紫外線的傷害，也會危害皮膚健康。日曬產生的活性氧，是引起皮膚老化和癌症的元兇。陽光中的長波紫外線，會穿過皮膚表皮直到真皮層，使得黑色素增加，皮膚變黑，對皮膚的殺傷力極大。

即使是短波紫外線，也會進入表皮，使得表皮肥厚，角質層增厚，間接造成黑色素增加或引起水腫、紅斑等。

紫外線會對細胞產生化學作用，製造活性氧，破壞體內蛋白質與DNA。一旦表皮修復力趕不上破壞速度，就會引起日光性老化。

日曬所產生的活性氧，除了會引起皮膚老化外，也可能引發皮膚癌。根據美國癌症協會的資料顯示，九十％的皮膚癌都與日曬有關。亞洲國家的情況亦同，皮膚癌的罹患率激增，而且發生率和紫外線的照射量成正比。

皺紋、斑點、鬆弛的皮膚，會讓人顯得更加老氣。若想要避免這些老化現象，就要做好防曬工作，徹底的遠離光照活性氧，同時也要擁有修補皮膚的抗氧化力，如此才能保護肌膚免於受到活性氧之害。

市面上所販賣的皮膚保養品中，增添了各種的抗氧化成分，例如，維他命C、E、Q10、黃豆萃取物、海藻萃取物、綠茶萃取物、茄紅素、黃酮類，還有硒、銅等稀有元素。黑豆中含有各種抗氧化物質，能夠消除活性氧，創造美麗的肌膚。

黑豆是中藥的抗氧化聖品

只要是人，都一定會慢慢的老化，但是，可以藉著各種方法延緩老化，防止衰老。

近年來，中藥的抗氧化作用受人注目。很多中藥成分都具有強大的抗氧化作用，發揮抗衰老、補腎效果。

現代許多疾病都和活性氧有關，例如，心血管疾病、糖尿病或老化等。擁有抗氧化力、能消除活性氧的中藥不計其數，其中多半含有ＳＯＤ（超氧化物歧化酶），能消除體內過剩的活性氧，預防各種生活習慣病與癌症。

含有黃酮類的中藥，能夠用來改善或治療心血管疾病。黃酮類是強力的抗氧化物質，能對抗活性氧，具有護肝效果。

另外，含有必須不飽和脂肪酸的中藥，也具有抗氧化作用，可以改善或治療高血脂症和冠心病。

黑豆中含有ＳＯＤ、黃酮類、必須不飽和脂肪酸、皂苷、花青素等抗氧化成分，能夠防癌及改善各種疾病，自古以來即被當成中藥使用。

黑豆中的ＳＯＤ，能消除體內的活性氧，增加重要器官的血流量與新陳代謝，有助於消除疲勞，並具有免疫調節的作用。

人們不喜歡吃黑豆，是因為煎煮黑豆會產生一鍋黑水。事實上，這黑水能治療脾、腎方面的疾病。

常吃黑豆，能夠強健脾胃，使身體健壯。同時具有利水、祛風、消脹、調氣、解毒等作用，能改善黃疸、浮腫及腰膝疼痛。

適度的運動能減少氧化傷害

想要防老，適度的運動是不可或缺的。過度劇烈的運動，非但無法強身，反而會產生更多的活性氧，危害身體健康。

人體具有抗氧化機制，能防禦、中和氧代謝所產生的活性氧。一旦活性氧增加的幅度超過體內的解離幅度時，會造成氧化傷害。

通常，中老年人的抗氧化力會隨著增齡而漸減。老年人從事劇烈的運動，體內會產生過多的活性氧，損傷身體。反之，從事適度的運動，能降低氧化傷害。

最適合中老年人的運動就是走路，包括散步、快走與競走。每天活動半小時以上，不會產生過多的活性氧，而且有助於維持身體健康。

老年人從事跑步運動，容易造成踝關節與膝關節傷害，要小心。運動過與不及都不好，要採取循序漸進的運動方式。

除了劇烈運動外，還有抽菸、環境污染、常吃烤焦食品、強烈紫外線與X光等，也容易使人體產生過多的活性氧，危害身體健康。

一旦人體的抗氧化系統出了問題，會產生過剩的活性氧。想要減少活性氧之害，平常除了從事適度的運動外，也可以活用各種抗氧化食品，改善不當飲食，戒除菸、酒。

第四章　黑豆是豆類中的奇葩

黑豆含有不亞於黃豆的優質成分

黑豆是豆科植物黑豆的種子，又叫做烏豆、黑大豆、冬豆子等。味甘，性平。含有蛋白質、脂肪、醣類、花青素、鈉、鉀、鈣、磷、銅、鐵等礦物質，以及維他命A、B_1、菸酸等。

其作用包括養肝補腎、改善腰痛、耳鳴、喉嚨痛、自汗、盜汗、便秘、更年期障礙、頭暈、腹脹、高血壓、低血壓、神經痛、風濕痛、關節炎、夜間頻尿、氣喘、糖尿病、慢性疲勞、浮腫、膝痛、失眠、腳痛、中毒、肌膚問題等。

黑豆的補腎作用，能改善腰痛、耳鳴、口渴等症狀。強肝作用能改善肝血虛所引起的頭昏眼花及肌膚問題。至於利水作用，則能改善浮腫、解食物與藥物之毒，對於減肥也有效。

歐美人士非常重視黃豆。西方人罹患腸癌、前列腺癌、乳癌的機率為東方人的四倍，其關鍵就在於東方人常吃黃豆食品。

黃豆食品中含有豐富的異黃酮，具有植物性雌激素的作用，能抑制骨骼中的鈣過度解離到血中，防止鈣流失，維持鈣在骨骼中的正常代謝，能增加骨密度，對於預防更年期障礙和癌症有效。

黑豆擁有黃豆的各種優質成分，同時含有黃豆中所沒有的黑色素，效果優於黃豆，自古以來就被當成藥物加以利用。

黑豆是代表性的黑色食品

所謂的黑色食品，主要是指黑米、黑豆、黑木耳、香菇、海帶、紫菜、髮菜、豆豉、海參、烏骨雞、黑芝麻等外表帶有黑色的食品。

黑米中含有多種氨基酸、礦物質和維他命。經常食用黑米，能健脾開胃、明目活血，改善少年白髮，對於孕婦或產婦有好的作用。

黑豆和豆豉中含有植物蛋白、必須不飽和脂肪酸、卵磷脂，以及多種維他命、菸酸與大量的鈣質。能夠降低膽固醇，防止肥胖與動脈硬化。

黑芝麻中富含維他命E，能抗衰老、強化筋骨、滋潤五臟、增強氣力。

黑木耳含有豐富的鐵質，經常攝取，能夠減少血液凝結，防止動脈粥樣硬化，同時具有益氣補血、改善痔瘡、便秘等效果，也能降血壓和膽固醇。

海帶、髮菜、紫菜中含有褐藻胺、鈣、碘、甘露醇等成分，能夠降低膽固醇，使血管富於彈性，防止冠心病與高血壓。

這些黑色食品能發揮延年益壽的效果。將黑豆、何首烏和紅棗一起煮，能保護頭髮，使頭髮變得黑又亮。

此外，黑豆和黑芝麻炒熟研磨成粉食用，能預防掉髮、禿頭，使頭髮烏黑亮麗。這些古人的智慧，至今仍被人津津樂道。

黑豆是豆類中的佼佼者

豆類的種類繁多，在植物性食品中，其重要性僅次於穀類食品。主要的豆類包括黃豆、黑豆、綠豆、蠶豆、扁豆、豌豆、紅豆、四季豆、青豆、豇豆、毛豆等。

若就營養成分加以分類，豆類可分為澱粉豆和蛋白豆。澱粉豆包括綠豆、紅豆、扁豆、豌豆、蠶豆、豇豆等，蛋白豆包括黃豆、黑豆、青豆、毛豆等。

澱粉豆的脂肪很少，約佔一％左右，但是澱粉的含量相當高，達五五～六十％，蛋白質含量在二十～二五％之間。蛋白質中富含賴氨酸，可以補充穀類的不足。此外，也富含鈣、磷、鐵等礦物質及維他命B群。

蛋白豆的蛋白質含量較多，約佔三五～四十％，其中黑豆高達五十％。蛋白豆的脂肪含量也高於澱粉豆，達十五～二十％。值得一提的是，黑豆富含胡蘿蔔素、菸酸、異黃酮等多種優質成分。

黑豆含有約五十％的蛋白質，比黃豆更多，相當於肉類的二倍，牛奶的十二倍。同時均衡的含有人體所需的八種必須氨基酸。脂肪大多是容易被人體吸收的不飽和脂肪酸。

另外，黑豆也含有抗癌礦物質鋅、鍺、硒、皂苷等，而且富含維他命A、

B群與E，還有能發揮類似雌激素作用的異黃酮和木素，能提高細胞活性，增加人體免疫功能。

各種豆類的營養價值和用途

豆類的營養豐富，堪稱是窮人的肉食，是被大力推薦的健康食品。豆類可以降低膽固醇，也能夠改善糖尿病。根據美國肯塔基大學的研究報告，常吃豆類，能使I型（原發型）糖尿病患者的胰島素需求減少四十%，使II型（續發型）糖尿病患者的胰島素需求減少九八%。

以下簡單說明各種豆類的營養價值和用途。

黃豆：即黃大豆，味甘，性平。最適合加工製成豆類製品，例如豆乾、豆腐、豆花、豆漿等。富含維他命A、B、C，是高血壓、動脈硬化、心臟病等心血管病人的有益食品，能抗癌養生。

黑豆：營養價值不亞於黃豆，能養肝補腎，發揮利水、活血作用，改善風濕、肥胖、糖尿病、高血壓、耳鳴、浮腫、腰膝疼痛、藥物中毒等各種生活習慣病與癌症。

毛豆：富含優質蛋白質、脂肪、鈣及維他命C等，也含有植物性雌激素，能抑制乳癌、前列腺癌、子宮癌。

紅豆：味甘、酸，性平。營養豐富，是減肥聖品。能消腫，改善腳氣、排尿不順、肝硬化、腹水、黃疸、便血、腹瀉等。

綠豆：性寒，味甘。具有祛熱解暑、潤喉止渴、清膽、養胃、明目、利尿消腫、降壓、止瀉等。尤其綠豆的皮可解熱毒，改善眼病。綠豆芽可以解酒毒等各種毒。

扁豆：味甘，性平。能健脾胃、除濕熱、消腫。對於脾胃虛弱引起的食慾不振有效，也能改善嘔吐、腹瀉、酒毒、糖尿病等各種病症。

蠶豆：味甘，性平，能健脾益胃、止瀉、止血、降低膽固醇。營養價值極高，富含蛋白質、醣類、膳食纖維，以及鈣、磷、鐵等等礦物質和維他命B_1、B_2，還有菸酸、膽鹼、卵磷脂等。

豌豆：味甘，性寒。營養豐富，尤其蛋白質、醣類的含量較多。具有強健脾胃、生津止渴、利尿等功能。但因性寒，難以消化，故不宜多食。

四季豆：富含維他命C，但是營養不及黑豆和豌豆。口感爽脆。

青豆：為豌豆的製品。維他命A與C的含量多於豌豆，但是醣類、蛋白質的含量則少於豌豆。整體而言，營養價值比豌豆略差。

通常，豆類或豆類製品都含有豐富的蛋白質、維他命A與B，還含有鈣、磷、鐵等礦物質，適合作成各種料理，尤其是素食者的最愛。只要搭配得宜，也能攝取到各種營養成分，維護健康。

第五章　黑豆的神奇效果

吃黑豆能提高肝功能

肝臟是人體最重要也是最大的器官，重約一四五〇～一七〇〇克，有「沉默的臟器」之稱。負責供給身體一切活動的能源，是人體內最大的化學工廠。

肝臟的功能大致如下：

①分泌膽汁　②代謝醣類
③代謝脂肪　④解毒作用
⑤製造白蛋白　⑥血紅素的形成
⑦儲存脂溶性維他命　⑧形成與凝血有關的因子

常見的肝病，包括急性肝炎、慢性肝炎、脂肪肝、肝硬化、肝癌等。

A型肝炎和B型肝炎，是最常見的肝炎，都是由病毒所引起，且都有傳染性。

肝炎達六個月以上而未痊癒者，稱為慢性肝炎。脂肪肝是肝細胞內脂肪、尤其是三酸甘油酯堆積過多而引起的疾病。

肝硬化是肝的實質細胞變性、壞死，纖維組織增生，肝的正常結構發生紊亂，導致肝臟變形、變硬。

最常見的肝硬化原因是飲用過量的酒，次要的原因是病毒引起的肝炎。肝硬化早期的特徵是：發燒、胃痛、便秘、下痢、黃疸；晚期的症狀是：瘀傷、貧血、水腫。

肝癌是指發生於肝細胞或是肝內膽管細胞的惡性腫瘤，會出現肝腫大、疼痛、黃疸、腹水等症狀。慢性肝炎一旦惡化，會演變成肝硬化或肝癌。

黑豆中富含蛋白質，能夠提高肝功能。此外，大豆蛋白中的精氨酸、肌醇和膽鹼等成分，有助於降低膽固醇，預防脂肪肝。

黑豆中的必須不飽和脂肪酸，以亞油酸、油酸和亞麻酸為主，能改變膽汁成分，促進膽汁分泌順暢，具有降低膽固醇和動脈硬化的作用。能抑制脂肪肝的形成，也具有抗癌、抗衰老和健腦等作用。

黑豆的賴氨酸、皂苷、卵磷脂具有抗病毒效果，而異黃酮、大豆蛋白與木素具有抗癌效果。綜合這些效果，能夠改善肝炎等肝病。

大部分的卵磷脂不溶水，但是，黑豆的卵磷脂易溶於水，肝病患者飲用黑豆煮汁，能夠改善症狀。

黑豆中含有許多對肝臟有益的成分，具有強力的解毒作用。不但能解除變質食品的毒，也能解藥毒和酒毒，消除宿醉，去除頭痛、噁心和嘔吐。

自古以來，人們就知道黑豆能解百毒，也能解宿醉。當然，光吃幾顆黑豆並不能馬上治好宿醉，必須飲用煎汁才有效。將黑豆炒過當成下酒菜食用，也能預防宿醉。

吃黑豆能降血壓

高血壓分為原發性高血壓和續發性高血壓，九十％以上的患者為原發性高血壓。

正常的血壓值是一二〇毫米汞柱（收縮壓）／八十毫米汞柱（舒張壓）。

不過，只要是在一一〇／七十到一四〇／九十之間都算正常；若是在一四〇／九十到一六〇／九十之間，則有高血壓的徵兆。

原發性高血壓是由於年齡、情緒、內分泌失調、遺傳和飲食不良等因素所引起。飲食方面主要是鹽分攝取過剩所致，所以，控制鹽分的攝取是一般的降血壓療法。

高血壓通常是沒有症狀的。稍後則出現頭痛、出汗、心跳快速、頭暈、喘氣、視覺模糊等訊息。

目前已知，食鹽中的鈉是造成血壓上升的主因之一。食鹽中的礦物質鈉，一旦攝取不足，身體會出現疲勞、倦怠、虛弱等現象，但是，攝取過剩容易罹患高血壓。

外食很難控制鹽分的攝取，最好自己在家料理三餐。大部分的加工食品都含有太多的鈉，所以要避免使用加工食品。同時，避免吃油炸或重口味食物。

很多人以為，飲用芹菜或胡蘿蔔汁可以有效的降血壓。事實上，芹菜和胡蘿蔔含有較高的鈉，長期榨汁飲用，非但無法降血壓，反而有負面效果。

高血壓若不治療，會增加心臟的負擔，造成心臟衰竭。同時也會加速動脈的粥樣硬化，誘發心臟病。一旦導致大腦的血管阻塞，會使大腦的血管破裂出血，造成中風。

另外，高血壓會使眼底動脈出現粥樣硬化或出血，降低視力，甚至造成失明。高血壓也會影響腎血管，引起腎功能衰竭。

除了減鹽外，高鈣、高鉀、高纖、低油的食品都具有降壓效果。換言之，調整飲食，多吃穀類、蔬果可以降血壓。

高血壓會引發心悸、頭暈，也會成為動脈硬化的原因，應該要趁早謀求對策。

黑豆中的大豆蛋白、卵磷脂、木素、亞油酸能降低血中的壞膽固醇，亞麻酸能夠降低中性脂肪，維他命E能促進血液循環，達到降壓效果。

精神壓力也是造成高血壓的原因之一。經常焦躁易怒的人，多半有高血壓的傾向。黑豆中含有安定精神的成分，能消除焦慮。

老年的高血壓，會伴隨糖尿病、肥胖、高膽固醇、高血脂而產生。這些疾病是由於體內代謝紊亂而引起，只要攝取營養均衡的飲食，過著規律正常的生活，就能改善高血壓及其他疾病。

當然，經常攝取黑豆，飲用其煎汁，就更能提升效果。很多高血壓病患飲用黑豆茶後，血壓下降為正常值。

對低血壓也有效

低血壓是指收縮壓低於九十毫米汞柱、舒張壓低於五十毫米汞柱的血壓。造成低血壓的原因有很多，一般分為原發性、續發性與暫時性低血壓三種。其中原發性低血壓存在遺傳性。

身材瘦弱的年輕女性，很多人都有低血壓的毛病。藥物的治療效果不彰，最好藉由飲食和運動來改善。

吃黑豆能使血壓恢復正常，不但對高血壓有效，也能改善低血壓。或許各位對於這種相反的作用感到不可思議吧！

的確，化學藥劑的降壓劑只能用來治療高血壓，卻不能用來治療低血壓。不過，黑豆就具有這種神奇的妙用。

換言之，黑豆具有恢復平衡的作用，能使較高的血壓下降、較低的血壓上升。唯有保持人體平衡，才能夠遠離疾病。

除了黑豆外，低血壓患者平日也要多吃營養豐富、含較多維他命和鐵質的食物，例如，牛奶、豬肉、豬肝、雞肉、鴨肉、魚蝦、蛋類、黃豆、紅棗、桂圓與深色蔬菜等。

此外，要攝取高鈉食品，每天的食鹽攝取量不可少於十二克。

改善腰痛和膝痛

腰痛的原因有很多，例如，腰椎退化性關節炎、骨質疏鬆導致骨骼歪斜而引起壓迫、腰椎狹窄等，都可能引起腰痛。

腰椎退化性關節炎，是隨著增齡造成骨頭退化所致，症狀嚴重者，甚至會影響作息。

另外，骨質疏鬆症本身不會引起腰痛，但是如果因為骨質疏鬆造成骨骼歪斜，就可能會壓迫到神經而引起腰痛。這時，最好接受骨密度的測定，了解骨質流失的程度。

缺乏鈣質是骨質疏鬆的主要因素，它會導致骨骼裂痕增多，身高下降、臀部和背部疼痛、脊椎骨彎曲等。

尤其停經後的女性，骨質迅速流失，醫師會建議暫時補充女性激素以防止骨質疏鬆症。

至於腰椎狹窄所引起的腰痛，是以六十歲層的女性較常見。容易發生在第三、四腰椎與第四、五腰椎之間。背部、臀部、大腿及小腿後方會慢慢的出現疼痛。

上了年紀後，經常出現腰痛或膝痛，這是一種老化現象。原因可能是血液循環不良、骨骼脆弱或引起發炎症狀等。一般是採取舒緩疼痛的對症療法，或接受按摩、整脊療法等。

根據報告顯示，黑豆能改善骨骼與肌肉的疾病。黑豆中含有各種能夠促進血液循環的成分，例如，維他命類、菸酸、有機鐵、花青素等，能夠使骨骼周邊的血液循環順暢，放鬆肌肉的緊張。

黑豆能夠改善腰痛與膝痛，是因為其中含有很多抗炎成分。例如，亞油酸和亞麻酸等必須不飽和脂肪酸，能夠防止骨骼溶解，具有抗炎作用。而植物雌激素能強化骨骼的作用，再加上能夠緩解疼痛的鈣與鎂，就更能大幅改善腰痛與膝痛。

黑豆中的維他命B_1，能夠消除肌肉疲勞，去除浮腫。維他命B_6與B_{12}能夠刺激骨髓，具有製造紅血球的作用。黑豆的利尿作用不容忽視，能夠排除腰、膝所積存的老廢物質，使身體變得輕鬆。

很多腰痛、膝痛患者飲用黑豆茶後，在短期間內症狀一掃而空。黑豆的有效成分，在於表面黑色的部分。黑豆事先炒過，較容易溶出藥效成分。

自古以來，人們就把黑豆視為是消除風濕關節痛與腰痛、膝痛的妙藥，在民間廣為流傳。

中國醫學認為，黑豆具有活血作用，能整腸健胃，提高身體的活力，有助於改善中年人的腰痛與膝痛。

黑豆與酒精都具有活血作用，作成黑豆酒飲用，更能提升效果。但是，孕婦最好避免飲用黑豆酒，而以炒過的黑豆或黑豆茶取而代之。

總括來看，黑豆的主要藥效是：①活血作用，即促進血液循環，消除疼痛的作用、②利尿作用、③解毒作用、④解熱作用。

吃黑豆能改善耳鳴

上了年紀後，容易引起耳鳴。這是因為腦的老化進行，耳神經疲勞所致。另一個重大因素是動脈硬化。一旦將養分運送到耳的內耳動脈出現動脈硬化時，會使得血管變窄，引起耳鳴。若是血管完全阻塞，則會引起重聽。

耳鳴的症狀因人而異，不管症狀為何都會讓人感到不適，注意力不集中，睡眠時容易驚醒，影響睡眠品質。

進入中老年後，體內的血液循環不良，血管內附著壞膽固醇，血管變窄，引發動脈硬化。壞膽固醇積存在血管，會引起高血壓而造成耳鳴。

黑豆能夠促進血液循環，將氧和養分送達內耳或神經，改善耳鳴。只要血液循環順暢，即可降血壓，解決耳鳴的問題。

黑豆中的維他命E、亞油酸、亞麻酸能擴張血管。植物雌激素和鉀與鈣等礦物質能促進血液循環。有機鐵能促進氧的利用。大豆蛋白和木素能降低膽固醇。維他命B_6、卵磷脂和植物雌激素等能提高腦神經的作用。

這些有效成分發揮相互作用，即可改善耳鳴。黑豆具有補腎作用，一旦腎功能減退，會出現頭昏眼花、耳鳴等症狀。

煎煮黑豆茶飲用，能改善症狀。

黑豆具有活血、利尿作用，適用於風濕等關節痛或老人性關節症的疼痛。

黑豆的豆芽部分，利尿效果極佳，出現膀胱炎或嚴重的浮腫時，可以煎煮飲用。

對於慢性疲勞和盜汗有效

身體衰弱，無法順暢排出水分，體內積存老廢水分，會使身體浮腫。一旦體內的水分無法藉由尿排出體外，就會以盜汗的方式慢慢的滲出體外。

黑豆具有利尿、解熱和解毒作用，能夠消除身體的浮腫。

中醫師認為，黑豆的藥效在於補腎的作用。腎臟負責控制體內的水分，將體內所需要的水分補給到各臟器與各細胞，同時，讓體內多餘的水分隨著尿一起排出體外。

一旦腎功能不良，無法順暢的控制體內的水分和尿的排泄，結果導致身體浮腫，容易疲倦。

為了排出無法經由腎臟排泄掉的水分，在睡覺時會大量出汗，即是所謂的盜汗。

黑豆具有排除積存在體內的舊血及水分的作用，能改善身體虛弱引起的盜汗。

根據『本草綱目』記載，黑豆能消除浮腫、盜汗，改善感冒，淨化血液，治療中毒，提高身體的活力。

每天晚上都會出現盜汗或慢性疲勞久久無法消除的人，表示腎臟非常孱弱。黑豆能夠提高腎功能，使積存在體內的老廢水分迅速成為尿排出體外，改善盜汗與慢性疲勞。

不論男女都希望擁有正常的性功能。黑豆中含有精氨酸，能提升性功能，促進精子、卵子的核酸增加，提高受精力。同時，也能夠保持身體年輕，增強生命力。

除了創造體力外，黑豆也能夠去除體熱，改善風濕、膀胱炎及慢性腎炎。對於耳鳴、貧血、頭昏眼花也有效。

吃黑豆能改善便秘

排便次數減少、糞便乾燥不易排出的情況，稱為便秘。便秘大致上分為兩種，一種是弛緩性便秘，另一種為痙攣性便秘。

弛緩性便秘是因為生活習慣不規律，例如久坐、久站、缺少運動或膳食纖維攝取不足而引起。

至於痙攣性便秘，則是因為精神壓力太大或其他器官異常所致。例如，神經紊亂、攝取刺激性食物、抽菸過度或腸梗阻所引起的便秘皆屬之。

大部分的便秘都和飲食不當有關，由於飲食缺乏纖維及液體所引起的。便秘是萬病之源，因為便秘而使肛門直腸過度充血時，會造成肛裂和痔瘡。

保持每天腸內通暢是很重要的，在正常情況下，體內在十八至二十四小時後會排泄廢物，如果超過此期間，有害的毒素便開始產生。

糞便長時間滯留於腸管內時，會引起異常發酵和腐敗，產生大量有害人體的毒素，令人煩躁不安，心神不寧，腹脹食慾不振。

長期便秘，容易引發直腸癌與結腸癌。罹患冠心病而有便秘的人，一旦用力排便，會造成心肌缺血，引起心悸、氣喘，甚至猝死。

高血壓患者出現便秘時，如果用力排便，會使血壓上升，造成腦部缺血、缺氧，出現頭昏腦脹等症狀，甚至引起腦溢血。

肝硬化病患一旦出現便秘時，用力排便會引起靜脈破裂。另外，便秘也是導致老人痴呆症的主因之一。

容易罹患便秘症的人，為了避免結腸中的物質脫水，導致乾燥物質在腸內運送困難，應該要喝足夠的水，同時也要攝取富含膳食纖維的蔬果。

黑豆中含有豐富的膳食纖維，而且所含半乳聚糖具有整腸作用，能夠抑制脂肪和糖分的吸收。此外，皂苷能夠抑制脂肪的吸收，增加排便量。

半乳聚糖能提高乳酸菌等益菌的整腸作用，改善糞便的臭味。

黑豆中的維他命E和卵磷脂能夠促進血液循環。優質蛋白質能夠創造美麗的肌膚。維他命B_1與B_{12}能夠強化皮膚的抵抗力，預防面皰、濕疹與斑疹，改善各種肌膚問題。

很多人都為便秘所苦，一旦便秘，腸內的益菌減少，害菌增加，維他命的合成和免疫力下降，肌膚變得乾燥。愛美的女性，常喝黑豆茶，不但能消除便秘，創造美肌，也能有效的減肥。

除了藉由飲食改善便秘之外，也要經常運動，鍛鍊腹肌，尤其經常久坐的人，更要利用時間活動身體。

平日養成良好的飲食習慣，再配合適度的運動，能夠有效的預防便秘。

如果是因為大腸鈍化或蠕動太慢，或因為巨腸症、直腸肛門出口阻塞、直腸腸套疊、直腸突出而造成便秘，就要考慮藉由外科手術加以矯正。

利用黑豆改善失眠

很多人都有失眠的煩惱，根據統計資料顯示，十五～三十％的成年人都有失眠的問題，而老年人的失眠更是高達四成以上。

失眠症就是習慣性的睡不著，夜復一夜。失眠的原因包括憂鬱、焦慮、精神分裂症、躁鬱、適應障礙等精神疾病，以及器質性疾病、呼吸疾病，還有咖啡、酒精等藥物作用。此外，改變作息引起睡眠週期變化，也可能導致失眠。其他還有不明原因的原發性失眠。

系統性的疾病，包括肺、肝、心、腎、胰、消化系統、內分泌系統以及腦部等，都可能影響睡眠，營養不均衡亦可能導致失眠。

壓力太大是造成現代人失眠的一大因素。失眠和腦內松果體所分泌的褪黑激素息息相關。一旦腦細胞過度興奮時，會抑制松果體分泌褪黑激素，引起失眠。

老年人的褪黑激素分泌較少，原因可能是老化造成松果體鈣化，使得褪黑激素的分泌量隨著增齡而減少。

上了年紀後，睡眠較淺、較短，容易清醒，這是因為腦的新陳代謝減退所致。

因為壓力而腦血管收縮，腦的血液循環不順暢時，也會引起失眠，尤其寒冷的冬天或季節交替時，代謝功能減退，更容易造成失眠。而年輕人也容易因為情緒亢奮或焦躁而引起失眠。

黑豆中含有能夠安定精神的鈣、鎂等成分。而維他命E能夠擴張血管，促進腦的血液循環。必須不飽和脂肪酸和植物雌激素能促進全身血液循環。有機鐵能給予腦部氧與養分。卵磷脂和植物雌激素能使腦的神經順暢的連接，提高腦的代謝。

藉由這些有效成分的綜合作用，能改善或消除失眠症。飲用黑豆茶能改善失眠症，這是經由很多人的體驗而得知的事實。

改善夜間頻尿或前列腺肥大引起的頻尿

夜間頻尿是老人常見的疾病之一，有時會伴隨出現腰痛、虛冷、倦怠等症狀。

雖然夜晚睡得很熟，但是，三番兩次因為出現尿意而必須起床上廁所，這是令很多老年人感到煩惱的症狀。

尤其冬天，必須離開溫暖的被窩起床上廁所，結果無法得到充足的睡眠，出現失眠症。

老年人的夜間頻尿，是因為膀胱和腎臟衰弱，或因為疲勞所致，可以說是一種老化現象。

三分之一的男性到了五十歲後，會出現前列腺（攝護腺）肥大的症狀。雖然這不是癌症，但如果不治療，此症可能造成性無能或甚至嚴重的病。排尿不順，尿勢虛弱，有殘尿感，都起因於前列腺肥大。肥大的前列腺壓迫尿道，影響正常排尿，造成排尿不順。

前列腺癌是男性的第三大惡性疾病，僅次於肺癌和結腸癌。此病罕見於六十歲以下的男性。由於症狀不是很顯著，所以，九十％的前列腺癌，在偵測到時，已超過最易治療的階段了。

黑豆具有促進血液循環與解毒作用，能夠提高腎臟與膀胱的功能，促進水分代謝正常，改善頻尿。

前列腺肥大的人經常喝黑豆茶，能防止前列腺肥大，也能放鬆圍繞括約肌或前列腺的組織，改善排尿障礙，夜晚能夠熟睡，提高生活品質。

因為頻尿而煩惱的人，容易出現虛冷、焦躁、神經衰弱等症狀。這即是中醫師所謂的「瘀血」。飲用黑豆茶，能夠促進血液循環，改善瘀血，治療頻尿和虛冷症。

每天持續飲用黑豆茶，快則一週內即可改善頻尿。黑豆茶與化學合成藥物不同，不必擔心藥害的問題，令人安心。

每天飲用黑豆茶能降血糖

近年來，糖尿病患者急增。依被診斷時的年齡，分為幼年型糖尿病與成年型糖尿病。

幼年型糖尿病是屬於胰島素依賴型糖尿病，成年型糖尿病則屬於非胰島素依賴型糖尿病。大部分的糖尿病為成年型糖尿病，也稱為肥胖糖尿病，多發生於肥胖的成年人身上，因而得名。

對於非胰島素依賴型的成年型糖尿病但無症狀的人而言，糖尿病飲食調養可以發揮很好的效果。

糖尿病本身並不可怕，可怕的是長期糖代謝失調而引起的併發症，例如，冠心病、腦血管疾病、高血脂症、呼吸與消化系統疾病、腎病、口腔疾病、白內障等。

糖尿病的發展很遲緩，所以，要及早且持續治療。正確的飲食調養，非但能控制糖尿病的病情，也可以防止各種併發症的出現。

糖尿病患者應該要控制一天的總熱量，讓體重保持在正常的範圍內。在限制的總熱量內，力求營養均衡。飲食要清淡，避免攝取油膩或過度刺激的食品。

糖尿病在初期幾乎沒有明顯的自覺症狀，因此往往忽略自己罹患糖尿病。通常，初期會有口渴或食慾異常增加的傾向，這時，藉由食物療法多半可以得到改善。

進入中期後，排尿次數會增加，容易倦怠，病情深入肝臟、腎臟等重要部位，身體變得衰弱。

要改善糖尿病，飲用黑豆茶有效。黑豆具有強肝補腎的作用，也能增加血液，使體力恢復。在中國，黑豆是治療糖尿病的珍貴食材。

黑豆中含有胰蛋白酶抑制劑與胰凝乳蛋白酶抑制劑。這些成分能活化胰臟

容易罹患糖尿病的人

·高血脂	·用餐時間不規律
·高血壓	·嗜愛肉類或油膩食物
·經常熬夜	·每天大量飲酒
·經常承受精神壓力	·肥胖
·平常很少運動	·有家族遺傳性
·有偏食	·經常外食
·飲食過量	·經常喝含糖飲料

的功能，使得胰島素分泌細胞、即β細胞增殖或肥大，促進胰島素分泌順暢，強化胰臟，改善血糖值，預防糖尿病。

糖尿病患者已經擴大到兒童層，成為嚴重的社會問題。對糖尿病患者而言，胰島素很重要。

黑豆中含有能夠增加製造胰島素的β細胞的成分，也含有許多能夠改善糖尿病的礦物質。

另外，黑豆中的膳食纖維與寡糖能降血糖，防止肥胖。很多病患飲用黑豆茶後，一個月內血糖值減半。

糖尿病容易引起腎臟、眼睛、生殖器、神經等部位的併發症。糖尿病患者一旦活性氧增加，會使得脆弱的血管受損，而引發視網膜症、神經炎、腎炎等各種併發症。

活性氧會損傷人體細胞或組織，是引起疾病與老化的元兇。但是，人體本身就具有使活性氧無害化的SOD（超氧化歧化酶），藉此才能維持身體健康。

只不過，隨著年齡的增加，能夠保護我們身體免於活性氧之害的SOD會減少。再加上放射線、紫外線、壓力、藥物等，使得活性氧大量增加，就會引起疾病或老化。

黑豆中含有皂苷、維他命E、花青素等去除活性氧的物質，也含有能夠提升SOD作用的鋅和錳。糖尿病患者經常攝取黑豆，能夠控制血糖值，避免引起併發症。

吃黑豆能預防貧血

貧血是人類常見的疾病之一。是由於血液中紅血球的數目和量不足，造成身體組織中供氧不足所致。

症狀包括四肢無力、倦怠、眩暈、畏寒、皮膚及黏膜蒼白、活動後呼吸短促、食慾不振、消化不良、四肢麻痺、心跳加速、口角潰瘍、皸裂等。

貧血的原因十分複雜，例如，紅血球與血紅素流失、破壞或製造錯誤等，都可能引起貧血。失血會造成鐵質流失，因為血紅素中含有鐵。

大量失血或紅血球遭到破壞時，身體會加速生產紅血球來彌補，若不足以彌補失血，就會出現貧血。

紅血球生成不足，原因包括骨髓受傷，或所需物質鐵、葉酸、維他命B12不足。

貧血病患中，百分之二十是婦女，百分之五十是孩童。這是一種潛藏的疾病，因為它的症狀不易被辨認。

貧血的種類大致分為缺鐵性貧血、惡性貧血與再生障礙性貧血。

缺鐵性貧血的治療法，多半是補充鐵劑，另外，也要攝取含鐵量較高的食物，例如豬肝、黑豆、紅糖、雞肝、牡蠣、蛋黃、豬肉、牛肉、菠菜、紅棗、葡萄乾、黑木耳、紫菜、海帶、香菇、髮菜等。

此外，也要補充維他命B12和葉酸。動物的肝、腎與瘦肉中含有豐富的維他命B_{12}，而深色蔬菜中富含葉酸。

惡性貧血要接受治療，定期補充鐵劑與注射維他命B_{12}，同時也要改善飲食。

再生障礙性貧血是比較嚴重的疾病，原因可能與遺傳有關。治療目標是要補充血液中缺乏的成分，預防感染與出血。

黑豆中含有葉酸、維他命B_{12}、β胡蘿蔔素等，能夠預防貧血。此外，黑豆中所含的有機鐵為肉的四倍。一般的鐵質是不易吸收的礦物質，而黑豆中的有機鐵容易吸收。

黑豆中也含有其他豐富的礦物質，能夠促進代謝順暢，使較低的血壓恢復正常，改善低血壓引起的貧血。

最近，很多愛美的年輕女性拚命減肥，結果引起嚴重的貧血，而且骨密度降低，將來有可能引起骨質疏鬆症。

黑豆不僅能改善貧血，而且因為含有異黃酮，所以，也能夠有效的預防骨質疏鬆症。

對於骨質疏鬆症有效

骨質疏鬆症有如人體的海砂屋。人體全身骨量在二十～三十歲時達到最高峰，進入四十歲以後，骨骼吸收速度超過骨骼合成速度，導致骨骼流失，引起骨質疏鬆症。

百分之二十五過了更年期後的女性受此症影響。含充足蛋白質、鈣、鎂、磷、維他命C、D的飲食是骨質疏鬆症最佳的預防與治療。

一旦症狀嚴重，骨骼內的孔隙增多變大，有如被蛀空的木頭一般，只要小小的衝擊，就會引起骨折。尤其停經後的女性，不再分泌雌激素，更會影響骨骼代謝平衡。

骨質疏鬆症最嚴重的問題是，病人因為骨折而長期臥病在床，最後引發肺炎、褥瘡，甚至死亡。

容易引起骨質疏鬆症的原因，除了停經外，平常高蛋白飲食與鈣的攝取不足、抽菸、喝酒、長期坐辦公桌、不曾懷孕生產、長期服用制酸劑或抗痙攣藥物及利尿劑、缺少運動、身材瘦小、曾經接受卵巢切除手術者較容易罹患。

黑豆中的異黃酮，具有類似女性激素、即雌激素的作用，能改善更年期障礙，預防骨質疏鬆症及生理不順。

停經後的女性，鈣的吸收不良，一併攝取鈣和鎂，能強健骨骼。黑豆中含有鎂，能夠有效的預防骨質疏鬆症。

老人最怕跌倒，一旦跌倒，容易發生骨折，無法自由活動，最後往往臥病在床。長期臥病在床而不活動身體，會減少對腦部的刺激，引起痴呆。

黑豆中的異黃酮，能防止鈣從骨骼中流失，抑制骨量減少，有助於預防痴呆。

今後將邁入高齡社會，為了預防骨質疏鬆症，從年輕時期開始就要做好萬全的對策。攝取均衡的飲食，補充鈣質，戒除大量抽菸、喝酒或咖啡的習慣，適度的運動和曬太陽，藉此能減少骨質流失，有效的對抗骨質疏鬆症。

利用黑豆改善虛冷症與風濕痛

身體寒冷，夜晚冷到睡不著。不只是冬天，夏天也總是要穿長袖衣服，這就是所謂的虛冷症。

除了採取各種禦寒方法外，例如，泡熱水澡、穿襪子、戴圍巾和手套，也可以活用黑豆的效果。

黑豆能夠促進血液循環，使全身溫暖，改善虛冷症。根據研究報告指出，與沒有喝黑豆茶的人相比，早晚喝黑豆茶的人體溫明顯的上升。

風濕痛的首要徵兆是在各大關節產生疼痛、發炎、僵硬以及發燒。這種腫痛會由一關節傳到另一關節，還可能伴有皮膚出疹。

黑豆也能改善風濕的劇痛。風濕是由於各種原因累積所引起的難纏疾病。黑豆能夠強化腎臟，促進血液循環，改善風濕痛、關節痛與肌肉痛。

常吃黑豆能消除臉和手的浮腫

腎掌管體液循環，一旦體液循環不良，容易引起浮腫與各種疾病。

中國醫學認為，黑豆能補肝、腎，強健筋骨，促進血液循環，排除身體的有害成分，強化對付疾病的抵抗力。

一般而言，黑色食物會對腎臟發揮作用，增強生命力、體力與精力。

經常攝取黑豆，能夠強化腎功能，提高造血作用、解毒作用及滋養作用。亦即是能夠製造優質血液，使營養送達全身各處，排泄體內的老廢物質。

吃黑豆能夠提高生命力，改善腎功能減退所引起的浮腫，消除臉與手的浮腫，預防疾病，具有抗衰老作用，也能改善生理痛與腹部發冷。

利用黑豆提高腎功能，即可改善腎臟病、氣喘、風濕、虛弱、盜汗與懷孕時的腰痛。

黑豆的主要功能包括活血、去水、去風濕與解毒。對於膝關節浮腫、神經痛、破傷風、痙攣、胃痛、生理痛都有效。同時能提高消化吸收功能，發揮利尿與解毒作用。

改善白髮與掉髮

頭髮是人體健康的一面鏡子，不僅是健康的指標，也具有重要的美容修飾作用。一頭烏黑、柔韌、潤澤、濃密的頭髮，是氣血充足、精力旺盛的證明。

人的頭皮約有十萬個毛囊，有十%的毛囊會處於休止期的掉髮狀態。依此推估，每天掉一百根左右的頭髮很正常。

現在很多年輕人滿頭白髮，或因為掉髮而出現禿頭。原因可能來自遺傳，但是與精神緊張、焦躁、焦慮、壓力等也有關。

男性的禿髮因素包括遺傳、內分泌及老化。女性也有禿髮的例子，但程度較輕微，而且通常發生在停經後。

看到鏡中的自己白髮與日俱增，或洗完頭後頭髮散落一地，都不禁令人憂心忡忡。

根據醫學研究發現，人體長期缺乏蛋白質和鐵，會使頭髮變黃。缺乏維他命A、鈣和碘，會使頭髮乾枯斷裂。另外，維他命B和E不足也與掉髮有關。

黑豆中富含各種有效成分，能夠促進血液循環，有助於黑髮再生。一旦頭皮的血液循環順暢，營養到達髮根，就能使頭髮恢復元氣。

黑豆中的異黃酮、皂苷、花青素等，都是能改善頭髮問題的有效成分。而維他命E、必須不飽和脂肪酸，能夠擴張血管，促進血液循環。

拜各種有效成分之賜，能使因為老化而阻塞的血管正常化，改善白髮與掉髮，讓頭髮恢復年輕與健康。

對於各種過敏症有效

對於相同的東西，有的人沒有任何反應，有的人卻會出現痛苦的反應。會產生反應的人，表示對該物質「過敏」。而引起過敏的物質，稱為「過敏原」。

過敏原的種類很多，可能是漂浮於空中，可能是存在於食物、藥物、日常用品中。進入體內的方式大致如下。

①經由呼吸道進入：例如灰塵、花粉、黴菌等。

②與皮膚直接接觸：例如化妝品、昆蟲的排泄物等。

③經由消化道進入；例如牛奶、雞蛋等。

④經由注射進入：例如疫苗、盤尼西林、動物血清等。

過敏和遺傳有關。過敏體質的人會產生過敏免疫球蛋白E（IgE），它會附著在肥胖細胞或嗜鹼性細胞等某些特定的細胞上。

一旦過敏原親近有過敏體質的人時，這些過敏細胞會活化，引起氣喘、異位性皮膚炎、蕁麻疹等過敏反應。

遺憾的是，過敏並沒有根治療法，只能利用對症療法減輕症狀，或消極的採取避免接觸過敏原的預防對策。

黃豆中的不飽和脂肪酸，會變化成引起過敏症狀的物質白血球三烯化物，成為黃豆過敏的原因。

提高免疫力的方法

1. 每天至少飲用 250cc 的水。
2. 避免壓力累積，每天至少擁有七小時的睡眠。
3. 補充一些抗氧化保健食品。
4. 每天做適度的運動，以快走半小時為佳。
5. 每天補充一粒適當單位的綜合維他命。
6. 生病時一定要去看醫師。
7. 少抽菸或喝酒。
8. 避免過度攝取食品添加物，例如人工色素、防腐劑等。
9. 每天要攝取足夠的蔬果。
10. 避免攝取油炸或烤焦食物。

但是，黃豆的同類黑豆，含有能夠抑制製造白血球三烯化物的脂氧化酶，同時能排出體內毒素，去除過敏患者容易增加的活性氧，預防過敏。

也就是說，過敏體質的人能夠攝取黑豆。黑豆中含有抗炎的不飽和脂肪酸，以及消除腫脹的維他命B_1等，能改善過敏性鼻炎。

同時，黑豆中也含有能夠抗病毒與強化鼻黏膜的賴氨酸、皂苷、鐵、鋅、維他命B_{12}，還有提高免疫力的卵磷脂、木素與大豆蛋白等，能夠創造不易生病的體質。

每天攝取黑豆，不僅能改善過敏性鼻炎，也能改善伴隨產生的結膜炎。同時，能舒緩異位性皮膚炎、濕疹、氣喘，對於腳浮腫與足腰沉重也有效。

根據中醫師的說法，腎功能減退會降低吸氣作用，引起氣喘等症狀。黑豆能強腎，預防老化。

吃黑豆能預防動脈硬化

進入中年後，容易出現動脈硬化，一旦症狀惡化，會使血液循環不順暢，引起各種心血管與腦血管疾病。動脈硬化會造成中風、氣塞病、高血壓。高血壓也能引起動脈硬化。

動脈硬化的原因之一，即活性氧氧化壞膽固醇。黑豆中的花青素，能發揮強大的抗氧化力，抑制壞膽固醇被氧化，有效的預防動脈硬化，避免血壓上升。

很多人服用降壓劑後，血壓確實下降，但中止服藥後，血壓再度上升，這是因為沒有治好造成血壓上升的原因動脈硬化所致。

黑豆能夠抑制脂肪和糖的吸收，防止動脈硬化，而且效果持續。

隨著飲食的西化，罹患心臟病的人數急增。黑豆成分能改善運送心肌養分的冠動脈的血液循環，使心肌活動順暢，強化心臟功能。

黑豆中的維他命E、不飽和脂肪酸能擴張血管。鈣與鎂等礦物質能使血管平滑肌放鬆。異黃酮、皂苷、大豆蛋白、花青素等能淨化血液。這些成分都能夠對心臟產生好的作用。

黑豆中的維他命E與鋅、錳等，能改善心臟的缺血情況。減少活性氧的產生，促進血液循環，預防心肌受損。

喝黑豆茶能改善飛蚊症

引起飛蚊症的原因有很多，一般是眼球玻璃體纖維化造成的。患者感覺眼前飄浮著小小的黑點或線條，甚至感覺滿天飛蚊。尤其當背景明亮時，感覺黑點會隨著時間的流失逐漸變大，而且配合眼球的轉動而移動。

原本玻璃體是有如蛋白般清澈透明的膠質，一旦近視加深或眼睛老化，玻璃的膠質容易退化而引起飛蚊症。

飛蚊症是玻璃體自然退化的結果，通常不需要治療。不過，如果感覺突然出現大量的飛蚊，表示有眼內出血或視網膜病變的可能，要及早就醫。

經由檢查發現視網膜出現裂孔或剝離時，要接受手術治療，否則會損傷視力。

包住眼球的視網膜供給眼睛玻璃體養分，如果視網膜狀態良好，就能夠將養分順利的送達玻璃體，使玻璃體變得更加透明。

黑豆中的維他命E、不飽和脂肪酸亞油酸與亞麻酸等，能夠擴張血管，促進血液循環。

還有卵磷脂、異黃酮、半乳聚糖、大豆蛋白、菸酸、木素、果膠等成分，能夠抗脂肪，淨化血液，使養分充分的送達視網膜，讓玻璃體變得更加透明。

黑豆中的卵磷脂、皂苷、維他命E、鋅、錳等，能夠去除老化的元兇活性氧，預防眼睛老化。

經常喝黑豆茶，能夠改善飛蚊症，這種例子屢有所聞，雖然飛蚊症不會對視力造成極大的影響，但是仍然要定期接受檢查。

改善喉嚨問題

自古以來，人們就知道喝黑豆茶能改善喉嚨的不適感，甚至有人持續喝黑豆茶而去除需要動手術的喉嚨瘜肉。

黑豆中的皂苷，能夠使喉嚨保持舒爽，抑制聲帶腫脹。而且所含的礦物質也能改善喉嚨的問題。

黑豆中的有效成分，能夠抗炎、消腫、止痛、提高免疫力。各種成分相互作用，能夠去除喉嚨疼痛與腫脹。對於鼻炎、咳嗽和痰也有效。

因為過度唱卡拉ＯＫ而酷使聲帶，導致聲帶或喉嚨發炎時，黑豆中的亞油酸、亞麻酸等不飽和脂肪酸能發揮抗炎作用，改善症狀。

黑豆中的維他命Ｅ與B_1能消除肌肉疲勞，同時，維他命B_1能夠消腫。鈣、鎂等能夠抑制神經興奮，使肌肉放鬆，改善過度出聲所引起的疲勞。

因為感冒而喉嚨乾燥，或唱卡拉ＯＫ導致聲音嘶啞時，不妨嘗試一下黑豆的效果。

第六章　利用黑豆減肥

利用黑豆輕鬆減肥

身材輕盈窈窕，告別肥胖，這是許多人的夢想。尤其年輕女性，更是積極的追求各種減肥法，即使付出昂貴的代價，也在所不惜。

體重如果超過正常值的二十%，就算肥胖。肥胖的人較容易有腎臟、心臟疾病、糖尿病、高血壓、懷孕併發症等。

為什麼脂肪總是出現在礙眼的地方呢？明明體重在標準值的範圍內，卻挺個小肥肚，或腋下出現兩片人肉蝴蝶袖，大腿如大象般的粗……。

總之，女性們努力的想要讓自己告別水桶腰、大象腿，拒當小腹婆，希望自己擁有迷人的背影，臀部變得更緊實。

與男性相比，脂肪似乎比較喜歡找女性的麻煩。不過，男性也先別得意，因為啤酒肚是男人的專利，不僅影響外觀，也與心血管疾病和代謝症候群息息相關。

最近，很多人並不是為了身材而減肥，而是為了避免罹患生活習慣病而減肥。

黑豆中富含能夠整腸的半乳聚糖，可以促進排便順暢，排除體內多餘的脂肪，使腹部變得平坦。同時，也含有能吸收脂肪的成分，抑制身體吸收脂肪，預防肥胖。

攝取黑豆，能夠消除嚴重的便秘，淨化腸，使肌膚變美。另外，黑豆的膳食纖維，能夠產生飽足感，同時有助於排便順暢，達到減肥效果。

黑豆中的各種有效成分，能夠讓你輕鬆的減肥，同時創造健康的身體，預防各種疾病。

黑豆減肥不會對身體造成負擔

現代人追求美食與飽食，攝取過多的熱量。再加上藉由暴飲暴食來紓解生活上的各種壓力，以及缺乏運動等，導致肥胖人口激增。

很多年輕女性會尋求各種方法來減肥，例如，催眠、搖呼拉圈、節食、斷食、做有氧運動、抽脂等。但是，減肥要付出相當大的耐心與決心。驟然的減肥非但不健康，反而會造成危險。

減重後很快又復胖的情形屢見不鮮。為了減肥只攝取一種食物或節食，反而會增加身體的負擔，危害健康。

本書中所介紹的黑豆，能夠幫助你健康的減肥。在黑豆中的膳食纖維、木素、果膠和半乳聚糖，能夠促進排便，抑制脂肪和糖分的吸收，預防動脈硬化與癌症。

肥胖的確會引發各種疾病，為了維護健康，適度的減肥是有必要的。體重過度的增加，容易引起糖尿病、高血脂、高血壓與心臟病等。想要減肥，必須要改善不當的飲食習慣，攝取均衡的營養，飲食定時定量，同時要細嚼慢嚥。另外，也要進行適度的運動。

經常飲用黑豆茶，即使沒有特別的限制飲食，也能夠自然的減重。

有的人飲用黑豆茶一個月內減重五公斤，有的人則是慢慢的減重。但是，可以確定的是，利用黑豆減肥，不會對身體造成任何負擔。

黑豆能預防更年期腹部周圍積存脂肪

更年期的婦女，因為身體基礎代謝率下降，使得脂肪容易堆積在腹部，成為小腹婆，出現蘋果型身材，即脂肪集中於肚臍以上，又稱為中央型肥胖。

進入更年期後，各種慢性病會相繼出現，如果再加上肥胖的問題，就更容易提高疾病的發生率。所以，中年婦女要注意控制體重，遠離各種慢性病的威脅。

與年輕人相比，中高年齡層的人體內容易附著多餘的脂肪，尤其脂肪容易囤積在腹部周圍，這是因為隨著增齡脂肪代謝出現變化所致。

尤其女性，受到女性激素分泌銳減的影響，血液中的脂肪與體脂肪增加，容易誘發動脈硬化。

黑豆的各種有效成分，能夠預防及改善肥胖與動脈硬化等現代人常見的生活習慣病。

根據文獻記載，黑豆能改善血液循環，提高利尿作用，發揮特殊的效能。而且經由動物實驗證明，黑豆能防止激素平衡失調導致腹部脂肪異常的蓄積。

黑豆不會對身體造成負擔，能夠改善脂肪代謝異常，也能預防肥胖與動脈硬化。尤其黑豆的有效成分異黃酮，具有類似女性激素的作用，能夠改善脂肪的代謝。

除了異黃酮外，黑豆的種皮、胚軸和子葉，能抑制腹部脂肪的沉著。自古以來，人們就知道黑豆能作用於脂肪，在日常飲食中經常攝取黑豆。

經常喝黑豆茶能減肥

黃豆、納豆、黑豆含有優質的植物性蛋白，同時是低熱量、低脂肪食品。此外，也能抑制過剩的食慾，發揮減肥效果。

黑豆中的皂苷或異黃酮等配糖體物質，能抑制過剩的食慾，產生飽足感。

換言之，只要攝取豆類製品，就算不是攝取豐盛的飲食，也能產生飽足感。在減肥當中，容易缺乏各種維他命與礦物質，而黑豆中富含維他命B群、E、鈣和鉀等，能夠補充不足的營養。

黑豆加水煎煮成黑豆茶飲用，能夠輕易攝取到黑豆的營養，長期攝取，可以得到減肥效果。

除了減肥外，攝取黑豆能預防及改善更年期障礙，維護身體健康。

女性隨著高齡期的出現，性腺機能逐漸衰退，從性成熟期到老年期的這段時期，一般稱為更年期。

所謂更年期障礙是指，女性激素分泌減少，出現焦躁、全身發熱、頭暈等自覺異常，並感到痛苦難當，而產生求醫意願的更年期異常症狀，同時，也會出現動脈硬化的問題。

四十五歲之前，有三分之二的女性，出現更年期障礙的症狀；而在四十五歲以後，五十歲以前的女性中，有八八・五％，到了五十五歲以後，惱於更年期障礙的比率，已達到九十・九％，亦即每十人當中，有九人自覺更年期障礙的症狀。

黑豆中的異黃酮、皂苷等物質，能夠消除引起動脈硬化的元兇活性氧，發揮抗氧化效果。黑豆中的抗氧化物質花青素，在黃豆中並不存在，能強力消除活性氧。

藉由喝黑豆茶，能夠得到黑豆的優異效果，創造健康。根據經驗得知，與其飯後飲用，不如飯前或用餐時飲用更有效。

男性也可以利用黑豆改善啤酒肚

黑豆的效果溫和、穩定，不會使身體冷卻或溫熱，不論是寒、熱、虛、實任何一種體質的人，都可以長期安心攝取。

具有這種性質的食品難得一見。吃了不適合體質的食品，非但無效，反而會危害健康。

黑豆的利水作用，為人津津樂道。人體內的水不斷的循環，一旦水的循環停滯，就會造成浮腫或肥胖。

黑豆的利水作用，不但能排除多餘的水分，也能彌補不足的部分，使體內的水分保持良好狀況。

例如，便秘的人攝取黑豆，腸管受到滋潤，糞便容易排出，能夠促進排便順暢。

通常，肥胖者的體內擁有過多的水分，因此，當務之急是要排除多餘的水分。

肥胖的主要原因是營養過剩，吃得太多。由於現代醫學的發達，人們逐漸認識到脂肪、蛋白質、醣類等的營養作用，飲食上向肉、蛋、奶、糖傾斜得過多。於是過剩的營養被攝入人體，用不了的部分就轉化為脂肪積聚在皮下或腹腔，甚至沉積在心臟、血管壁、肝臟、腎臟等內臟器官。

腎臟掌管全身水的循環，因此又有「水臟」之稱。腎臟製造尿液，調節全身的水量。一旦腎功能減退，就會引發浮腫等現象。

黑豆能排除體內多餘的水分、糞便和毒素，有助於消除浮腫與肥胖。現代人深受環境荷爾蒙、食品添加物、大氣污染等各種有毒物質所侵害，因此，更要藉由攝取黑豆來進行體內排毒。

黑豆對於腹脹有效。黑豆的利水作用和下氣作用，能改善男性的啤酒肚。所謂下氣作用，是指讓氣流動順暢的作用。

經常飲用黑豆茶，能夠改善腹部發脹，消除啤酒肚，有效的減肥。將炒過的黑豆沖泡飲用，或加水煎煮黑豆飲用，香氣四溢，能夠長期飲用，是非常健康的減肥法。

第七章　黑豆效果體驗談

利用黑豆減輕十公斤

C女士（四十歲）

結婚生下第一胎後，體重從婚前的四六公斤增加為六五公斤。產後雖然控制食量，但是，體重一直降不下來。

兩年前生下第二胎後，經常承受壓力，嗜愛甜食，或許是想要藉由攝取甜食來紓解壓力吧！

腹部突出，看到我的朋友都以為我又懷孕了。產後白髮迅速增加，而且有便秘的苦惱。

經驗豐富的母親，建議我要多喝黑豆茶。我聽從母親的建議，每天煮黑豆茶飲用。一週後，便量增加，能夠順利排便。

一個月後，朋友告訴我：「妳的白髮變少了。」照鏡子發現白髮果真變得不明顯。

更重要的是，黑豆茶幫助我達成最初的目的，也就是減肥。並沒有從事運動，也沒有限制飲食，但是二個月後體重瘦了五公斤。腹部平坦，臉也變小了。後來，體重慢慢的減輕，一年後，總共減少十二公斤。衣服的尺寸從三L變成L號，腰圍整整縮減二十公分。

現在體重五五公斤，對於身高只有一五三公分的我而言，仍嫌胖了些。不過，我已經感到心滿意足了。

今後，為了達到理想體重與維持健康，仍然要持續喝黑豆茶。黑豆茶具有黑豆自然的風味，口感不錯。尤其在吃完甜食後，一定會飲用黑豆茶。

飲用黑豆茶改善便秘，減重四公斤　A女士（三五歲）

身高一六二公分，體重五四公斤，並不算是肥胖體型。但下腹部突出，是名副其實的「小腹婆」，讓我苦惱不已。

長年以來，工作忙碌，生活不規律，飲食不正常，經常不吃早餐，有便秘的困擾，三、四天排便一次，下腹部發脹，明顯的突出。

後來，看到健康雜誌的介紹，得知黑豆具有各種效果，尤其有利水和下氣作用，能夠消除浮腫，使腹部變得平坦，改善便秘，健康的減肥。

這麼好的東西，當然要馬上嘗試。每天早晚飲用黑豆茶，也充分攝取富含膳食纖維的食物。

黑豆的效果的確不凡。飲用黑豆茶的隔天，能夠順利排便，沒有殘便感，腹部十分清爽。

持續飲用，每天都順暢的排便。隨著便秘消除，腹部變得平坦，裙子的腰圍也變得寬鬆許多。

二個月後，體重減少三公斤，半年後，減少四公斤。並沒有做運動，也沒有改變飲食習慣，所以，這一切的改變都要歸功於黑豆。

更令人開心的是，喝黑豆茶後，原本乾燥的肌膚變得滋潤光滑。為了保持排便順暢與肌膚美麗，今後仍要持續飲用黑豆茶。

利用黑豆降低更年期後的中性脂肪

K女士（五三歲）

我向來對於自己的身體狀況深具自信，每年都會做身體檢查，平常很重視保健。

但是，進入更年期後，經由體檢發現中性脂肪過高。中性脂肪是血液中的一種脂肪，標準值為三〇～一四九mg／dl，我的中性脂肪值高達二五〇，令我手足無措。

雖然沒有自覺症狀，但是為了避免罹患高血脂症，仍然聽從醫師的指示，少吃油膩的食物。

同時，也接受好友的建議，經常飲用黑豆茶。飲用半年後，中性脂肪恢復為標準值。

在這一段期間，並沒有限制飲食，只是少吃油膩食物，經常飲用黑豆茶。

醫師經由診斷，表示一切都很正常，讓我再度對健康產生自信。

和我同住的婆婆向來有耳鳴的煩惱，飲用黑豆茶一個月後，耳鳴大幅改善。黑豆茶沒有什麼特殊的味道，芳香可口。夏天放入冰箱冷藏後飲用，冬天則溫熱後飲用，每天喝也喝不膩。

每天飲用黑豆茶治好膝痛

S女士（六七歲）

從兩年前開始，每當要伸直膝時就會引起劇痛，而且從坐姿改為站姿時，膝痛強烈，難以忍受。

這可能與數年前騎機車受到強力撞擊有關。總之，疼痛久久不癒，接受醫院的治療，效果不彰。

去年，經由友人的介紹，開始攝取黑豆茶。三個月後，有一天從椅子上站起來時，發現膝蓋不再疼痛。又經過一個月，確定膝蓋完全不痛了。

飲用黑豆茶的另一個好處是，夜晚能夠一覺睡到天亮，身體狀況因而大為改善，變得更有元氣。

最近，又可以從事慢跑運動，即使跑半小時，一點也不覺得累。

丈夫飲用黑豆茶後，變得更有活力，啤酒肚縮小，感覺身體輕鬆。

飲用黑豆茶克服失眠症

Y女士（七五歲）

人的一生中，有三分之一以上的時間都在睡覺。睡覺能夠消除疲勞，使精神放鬆，因此，睡眠品質很重要。

一旦睡眠品質不佳，不僅精神不振，影響生活品質，也容易罹患高血壓與心血管疾病。

我從年輕時期就有失眠的毛病，嘗試過各種療法，但是效果不佳，每天都處於昏昏沉沉的狀態中。

朋友建議我飲用黑豆茶。二週後，果然改善失眠症狀。更令人驚訝的是，濕疹也大幅改善。

我的皮膚狀況向來就不好，經常出現濕疹，奇癢無比。飲用黑豆茶後，效果迅速出現。皮膚症狀逐漸消失，膚質變好。

家人看到我拜黑豆之賜改善各種症狀，也紛紛加入黑豆一族，每天喝黑豆茶維護健康。

很多老年人都有失眠的困擾，夜晚睡不著，午覺卻睡很久。根據醫師的說法，午睡時間太長，容易造成夜間睡眠縮短，更早醒來。

尤其老年人記憶力減退，夜間睡眠不足，容易造成醒來後處於焦慮、亢奮或注意力不集中的狀態。

有失眠症煩惱的人，不妨嘗試黑豆的效果，相信你也一定會對黑豆刮目相看。

飲用黑豆茶能降血壓

F女士（三九歲）

這幾年來，體重直線上升。身高一五六公分，體重七十公斤。爬樓梯感覺呼吸困難，同時也有手臂發麻與失眠等症狀，醫師診斷我有高血壓。

我的血壓向來就很高，收縮壓為一六〇，舒張壓為一一〇，有高血壓的遺傳體質。

平常喜歡吃重口味的食物，醫師建議我要控制鹽分的攝取，並且嘗試減肥。事實上，我也經常從事各種運動，但是體重一直降不下來。身材走樣，自己也很鬱卒。

高血壓應該是來自母親的遺傳。母親的血壓長年來居高不下，必須服用降壓劑以維持血壓穩定。

後來，母親接受友人的建議，嘗試飲用黑豆茶。效果似乎不錯，血壓從一八〇降到一四〇左右，之後就一直維持在一四〇以下。

看到母親的氣色越來越好，我也決定和母親一起飲用黑豆茶。一週後，到醫院做檢查。收縮壓從一六〇降為一三〇，舒張壓從一一〇降為九五，情況大幅改善。

高血壓一般的早期症狀主要有頭痛、失眠、記憶力減退、注意力不集中、煩悶、乏力等，是一種常見病、多發病。

醫師說，我的呼吸困難和手臂發麻是缺鐵性貧血造成的，只要補充鐵劑即可改善。至於血壓，則只要保持穩定就沒問題了。

持續每天飲用黑豆茶，半年後，體重減少六公斤，血壓幾近於正常值，貧血也改善許多，黑豆展現優異的效果。

飲用黑豆茶改善腰痛

W先生（七十歲）

腰痛是人類用雙腳站立、步行以來的宿命疾病。最容易出現腰痛的部分，是腰椎最下方的第五腰椎以及骶骨。

自去年以來，一直為腰痛所苦，而且左側股關節引起痲痺，偶爾會感覺疼痛。尤其冬天，疼痛劇烈，動彈不得，醫師診斷為脊柱管狹窄症。

服用醫院開的藥物，也進行注射，但是，疼痛一直沒有消除，對未來感到無望。

妻子從健康雜誌上得知黑豆能改善風濕與腰痛，鼓勵我飲用黑豆茶或黑豆酒。

我比較喜歡喝酒，因此，妻子親手製作黑豆酒，早晚飲用。並沒有想像中難喝，不但顏色美麗，也散發炒過黑豆的香氣，美味爽口。

果然沒有讓人失望，二週後，腰痛與股關節的疼痛減輕許多。妻子也有腰痛的問題，現在腰痛消失，身體狀況變好。

黑豆酒已經成為我們家的保健飲料，相信持續飲用，所有的症狀一定能夠煙消雲散。

飲用黑豆茶三個月後治好坐骨神經痛　S女士（六八歲）

我長年來有坐骨神經痛的困擾，血壓極高，總以為是年紀大的關係，並沒有很在意。不過，醫師仍然建議我要小心，畢竟血壓過高會引發各種疾病。

收縮壓為二二〇，舒張壓為一二〇，的確是太高了。但是，我並不想依賴降壓劑，希望用更自然的方法改善症狀。

有一天，七六歲高齡的哥哥前來我家作客。他的氣色很好，身體沒有任何病痛，行動敏捷，看起來非常健康。

哥哥說，他的健康完全拜黑豆茶之賜，並沒有攝取任何保健食品，只是偶爾從事一些輕鬆的運動而已。

看到哥哥充滿元氣，我也決定飲用黑豆茶。二個月後收縮壓降為一四〇，舒張壓降為八十，宿疾坐骨神經痛也消失了，令我十分的欣慰。

丈夫也有高血壓的毛病，飲用黑豆茶後，血壓恢復為正常值，身體變得輕鬆，夫妻倆又能夠再度出外旅遊。

黑豆治癒十幾年的腳痛

K先生（七二歲）

十幾年前騎機車摔傷，足脛嚴重受到撞擊，之後，走路時足脛內側疼痛，變得不想外出。但是，越不活動，症狀越惡化，這樣下去一定會臥病在床，拖累家人。

嘗試過物理療法，也吃過各種健康食品，但是效果不明顯。就在苦無對策之際，朋友建議我飲用黑豆酒。

每晚睡前飲用，二個月後，足脛內側的疼痛減輕許多，能夠自由步行。

幾年前，出現耳鳴的問題，飲用黑豆酒後，耳鳴症狀不知不覺消失。女兒說我的臉色變好，看起來很有精神。

事實上，我早就耳聞黑豆能夠改善神經痛和關節痛，現在自己也成為受惠者，真是感激。

利用黑豆茶改善風濕與手腕腫脹

S女士（五二歲）

五年前，突然感覺手腕疼痛，後來肩膀酸痛且僵硬，當時醫師診斷為更年期障礙，但是我總覺得自己罹患了風濕症。

風濕病是一種由鏈球菌引起的感染。其主要徵兆是各大關節產生疼痛、發炎。

不僅手腕疼痛，生理也不順，容易疲勞，有時膝痛無法輕鬆的上下樓梯，偶爾也有膀胱炎的症狀。

攝取各種保健食品，也實行食物療法、濕布療法等，但是症狀毫無改善，嚴重時，甚至連開門都倍感吃力。

日子就這樣一天天的過去，百病叢生，只好再換一家醫院就醫。醫師診斷我有嚴重的風濕，不過，經由治療也依然無效。尤其冬天，症狀更加嚴重，膝蓋、手腕疼痛，身體十分的倦怠。

好友介紹我喝黑豆茶，她說自己的風濕就是拜黑豆之賜而治癒。

雖然嘗試喝黑豆茶，但是不敢抱持太大的希望。畢竟連醫師都治不好，更何況黑豆這麼平凡的東西又怎麼可能奏效。

結果證明我低估黑豆的價值。飲用二週後，膝的腫脹明顯消失，手腕、肩膀和膝蓋疼痛大幅改善，可以輕鬆的正坐。

回想到症狀嚴重時，需要家人的協助才能夠站起來，甚至有這輩子必須要坐輪椅的覺悟。

隨著症狀的消失，體力變好，不容易疲倦。能夠得到黑豆的幫助，實在是太幸運了。

喝黑豆茶消除耳鳴和膝痛

K女士（五三歲）

二十年來一直為耳鳴所苦，而且有膝痛的毛病，醫師說膝部積水，但還不算嚴重，只投與藥物治療。

不過，進入更年期後，症狀更為惡化。雖然可以藉由抽水暫時緩和膝痛，但是，這樣下去也不是辦法，一定要尋求根治的方法。

我四處向友人打聽，也經常閱讀健康雜誌。後來，看到雜誌上介紹黑豆的妙用，而且有很多和我同病相憐的人都利用黑豆改善症狀，因此，我也決定加入黑豆的行列。

原本以為黑豆茶難以入口，有點排斥，但是，飲用後發現它並不難喝，而且散發一股香氣，這也是讓我能夠持續喝下去的原因。

二個月後，有一天發現自己能夠很清楚的聽到對方的聲音，原來耳鳴症狀消失了，真是讓我難以置信。

更可喜的是，膝痛似乎也減輕許多。去醫院做檢查，醫師說可以不必再抽水了，腫脹與疼痛幾乎一掃而空。不過，為了慎重起見，仍然要定期接受複診。

今後還要持續飲用黑豆茶，希望拜黑豆之賜，創造健康的身體，遠離各種疾病。

每晚飲用黑豆酒治好腰痛

W先生（五八歲）

多年來從事搬運工作，經常使用腰力。現在雖然退休，但是容易疲累，尤其半夜經常因為腰痛而無法熟睡。

為了舒緩腰痛，進行濕布療法或使用護腰。每當天氣或季節變化時，腰痛劇烈，無法拿重物或蹲下來，一舉一動都得小心翼翼，唯恐發生意外。

醫師診斷為閃腰，利用注射與投藥改善症狀。但是半年來症狀時好時壞，嚴重時，甚至稍微活動身體就會痛到冒冷汗。

有一天，妻子看到健康雜誌上推薦黑豆酒的神奇效用，鼓勵我不妨一試。事到如今，也只能聽天由命了。

沒想到幸運之神十分的照顧我。飲用黑豆酒三天後，感覺腰部變得輕鬆，沉重感消失，能夠自由的走動。

妻子也有腰痛和膝痛的毛病，因此，夫妻倆很少結伴外出活動。看到我的狀況大幅改善，不喝酒的妻子則飲用黑豆茶，沒想到也得到黑豆的救助，消除腰痛和膝痛。

現在，夫妻倆都很有元氣，正計畫外出旅遊呢！感謝黑豆帶給我們健康。

消除膝痛，能夠正坐

丁女士（七十歲）

從年輕時期就務農，經常屈膝工作，後來就有膝痛的毛病。並沒有做任何處置，最後演變成無法正坐。

女兒帶我去醫院做檢查，醫師診斷為骨質疏鬆症，拿回藥物服用。剛開始疼痛好像消失了，可是不服藥疼痛又會發作，想必醫師給的是強力的止痛藥。

因為擔心藥物副作用的問題，所以，有時候忍耐疼痛而不服藥，但是，這樣下去一定不會有好結果。

女兒也不贊成我過度服藥，因此四處尋求對策。終於收集到好的資訊，不只從雜誌上得知黑豆的效用，也聽很多人說黑豆的作用不可小覷。

在女兒的鼓勵下，我半推半就的嘗試飲用黑豆茶。原來黑豆茶一點也不難喝，可以讓人持續飲用。

三週後，女兒發現我竟然能夠正坐，我也感覺腰和膝部的疼痛消失，身體輕鬆，能夠正常走路。

另外，原本每年冬天都必須要隨身攜帶懷爐，否則難忍劇烈的腰痛。但是今年冬天感覺全身溫暖，完全不再依賴懷爐來暖身了。

感謝女兒的一片孝心，當然也很感謝黑豆的幫助。

飲用黑豆茶改善梅尼埃爾病

Y女士（六二歲）

我在幾年前罹患梅尼埃爾病。根據醫師的說法，這是一種內耳眩暈症。感覺自己的身體與周遭物體旋轉，會伴隨出現噁心、嘔吐等症狀。這種情形可能影響一耳或雙耳。此症往往源自於代謝不正常，而此代謝問題則可能由低血糖症的醣類代謝不良所引起。

只要稍微活動頭部，眩暈就會加重，平躺不動時，症狀就會減輕。平均一週發作一次，眩暈持續十幾分鐘，甚至多達兩天的時間。在眩暈的同時，也會出現耳鳴。隨著眩暈發作次數增加，耳鳴的症狀也越加嚴重。

有一天，早上起床時突然覺得天旋地轉，隨即倒地不起。兒子趕緊叫救護車送我到醫院。

醫師認為這是疲勞和壓力造成的。從此以後，定期接受檢查並且持續投與藥物。

後來，症狀有惡化的傾向，已經無法自由的活動身體，甚至隨時都要躺在床上，同時也有便秘的問題。

聽說梅尼埃爾病不易治好，因此抱持放棄的心態，痛苦的過日子。

朋友知道我的痛苦後，趕緊把自己的經驗告訴我。她說黑豆能消除便秘，改善貧血、高血壓、低血壓、動脈硬化、疲勞、壓力等所引起的眩暈。

至此地步，也只能孤注一擲，開始嘗試飲用市售沖泡式的黑豆茶。

果然有效。一個月後，眩暈次數減少，程度減輕，便秘也消除了，不容易疲勞，能夠隨心所欲的活動身體。

總之，各種症狀逐一消失或減輕，一切都朝好的方向發展，一點也不像是曾經臥病在床的人。

原本三天排便一次，飲用黑豆茶一週後，每天都能順暢排尿與排便。

持續飲用三個月後，不再出現頭暈，能夠安心的外出，對於自己的健康充滿自信。建議眩暈症的人也要嘗試黑豆茶的奇效。

喝黑豆酒治好風濕痛

S女士（五四歲）

我是一名公職人員，長年來從事事務性工作，生活忙碌，壓力沉重。

幾年前，發覺手指疼痛，甚至無法握筆。醫師診斷為腱鞘炎。接受醫院的治療，但是疼痛久久不癒，後來提早辦理退休，打算在家好好養病。

由於情況沒有改善，所以，決定徹底接受健康檢查。檢查結果出爐，原來是風濕症。

就算找到病因進行治療，症狀卻仍然不斷的惡化，甚至連手肘、膝蓋和腳踝也開始疼痛。半年後，呈現無法走路的狀態。

這讓我憂心忡忡，每天在家努力的翻閱各種健康雜誌，希望能找到有效的療法。

只要是書中推薦的保健食品，幾乎都會嘗試。只不過花了錢卻買不到健康。

朋友告訴我，飲用黑豆茶既經濟又實惠，是對身體毫無負擔的好東西。

這麼廉價的東西真的有效嗎？我很懷疑。但既然連藥物和復健都無效，就姑且嘗試黑豆的效果吧！

手指痛相當嚴重，連刷牙、拿筷子都很吃力，希望黑豆能展現奇蹟，解救我的痛苦。

每天三餐飯前飲用黑豆茶，因為不難喝，所以，能夠持續飲用。

三週後，感覺手指的疼痛減輕許多，手肘、膝和腳踝的疼痛幾乎消失。實在無法相信多年來的疼痛能夠在短短的三週內有驚人的改善。

現在夜晚能夠一覺睡到天亮，不再因為疼痛而驚醒。也能夠自由的走路，幾乎找不到疼痛的部位了。

黑豆的卓效令人讚歎，現在我們一家人都成為黑豆的愛用者，真是感謝。

二週內治好嚴重的頭暈

A女士（七二歲）

隨著年齡的增長，這幾年來開始有頭昏眼花的現象。經常感覺地板、四周景物搖晃，意識不清，眼冒金星，偶爾也有耳鳴的現象，耳朵嗡嗡作響。

每天早上起身時，會出現頭暈的現象，真怕哪一天突然昏倒在地。

接受醫院的檢查，醫師說血壓很正常，也沒有頭痛的症狀，應該不必太擔心。不過，隨著增齡，腦中血管老化，血液循環不良，也會出現頭暈。

雖然身體狀況還好，但總是無法令人安心。轉頭時，也會感覺頭暈。尤其在看時鐘或洗臉時，猛然低頭或抬頭都會引起頭暈。

聽說黑豆能改善頭暈，所以，決定嘗試喝黑豆茶，希望能拜黑豆之賜緩解症狀。

雖然不敢奢望黑豆的即效性，但事實卻擺在眼前。持續飲用二週後，有一天驚覺不再頭暈了。即使猛然抬頭或低頭，也沒有頭昏眼花的情況。

眼前不再是一片黑暗，耳鳴的現象幾乎一掃而空，感覺很自在，完全從痛苦中解放出來。

現在對健康重新拾回自信，內心的不安感消失一空，再度對人生充滿希望。

每天吃黑豆治好耳鳴

○女士（七六歲）

幾年前，開始有耳鳴的問題，心想可能是老化現象，所以，慢慢的去接受這個事實。

但是，症狀日益惡化，去看醫師，醫師認為問題不大，不過，仍然開藥物讓我服用。

剛開始，症狀稍有改善，但是很快又復發，每天都忐忑不安。

有一天，女兒從健康雜誌上得知有不少患者利用黑豆治好耳鳴，鼓勵我嘗試。

既然東西唾手可得，而且也容易入口，我當然願意嘗試。於是立刻購買黑豆，先用水浸泡一晚，再用壓力鍋加水煮軟黑豆。

每天早晚吃黑豆，最初效果不明顯，但是，排便和排尿變得順暢，我直覺到這是好東西，所以決定持續吃黑豆。

隨著日子一天天的過去，感覺身體越來越有活力，臉色變好，行動變得靈活，難道這一切都是黑豆的效果嗎？

三個月後，耳鳴完全消失，到底是從什麼時候開始好轉，我也不知道，但是結果卻是令人欣慰的。

長久以來，耳鳴一直是我最大的隱憂，能夠甩開耳鳴的糾纏，真是太好了。

現在，我已經成為黑豆迷，每天藉由飲用黑豆茶維護健康。

飲用黑豆茶治好膝痛和耳鳴

C女士（五五歲）

過了五十歲，體力漸衰，尤其冬天，膝痛和耳鳴現象加劇。醫師診斷沒有異常，但是身體卻極端的不適。

有一天，從健康雜誌上得知黑豆能夠改善膝痛與耳鳴等各種症狀，決定一試。

每天煎煮黑豆茶飲用。好友告訴我，持續飲用能夠奏效，因為她也是拜黑豆茶之賜治好長年的腰痛和膝痛。

好友的見證，讓我更具耐心與信心，希望自己也能夠得到黑豆的恩賜。

一個月後，膝痛和耳鳴明顯的減輕，但是，長時間走路膝蓋仍然會隱隱作痛，所以，盡量不要勉力而為。

二個月後，黑豆的效果完全彰顯出來。首先是耳鳴一掃而空，不久後，膝痛也消失了。

疼痛去除，身體輕鬆，神清氣爽，體力復甦，能夠安心的外出旅行。

黑豆的效果不容忽視，今後為了維護健康，仍然要持續飲用黑豆茶。

第八章　利用黑豆改善的疾病與藥膳

中醫師認為，黑豆的效果比黃豆更廣，因此，將黑豆當成藥材使用。

黑豆的效果多樣化，例如，具有改善肥胖、動脈硬化、血液循環、更年期障礙、耳鳴、頭暈、降血糖、血壓、慢性疲勞、宿醉、氣喘、腰痛、膝痛、風濕、浮腫、頻尿、便秘、食物中毒等作用。

經常攝取黑豆，能夠提高腎功能、增強元氣、抗衰老、排除體內多餘的水分、毒素等老廢物質，是非常適合被環境荷爾蒙、食品添加物、大氣污染等有毒物質圍繞的現代人使用的天然食品。

以下逐一介紹黑豆有效的症狀與藥膳，不論作成黑豆茶、黑豆酒或黑豆料理，都能夠攝取到黑豆的有效成分，改善各種症狀。

〈風濕、神經痛〉

黑豆是強力的補腎食品。一旦腎功能減退，會引起浮腫、關節痛、耳鳴、盜汗等症狀。

黑豆能強化腎功能，促進體液和血液流通，改善風濕、神經痛、腰痛、關節痛。每天飲用黑豆酒或黑豆茶，能改善各種病痛。

●黑豆獨活湯

〈材料〉黑豆六十克、獨活十元，米酒二十毫升。

〈作法〉

①黑豆用水洗淨，浸漲。

②同獨活加水煎煮至豆爛，取汁加米酒調勻。

③每天一次，趁熱飲用。

●黑豆酒的作法

〈材料〉黑豆一五〇克、清酒或燒酒六〇〇毫升。

〈作法〉

①黑豆用水洗淨後，用布擦乾水氣，放入炒菜鍋中乾炒五～十分鐘。

②將①的黑豆趁熱放入密封玻璃容器，倒入酒浸泡一晚。
③翌日用布過濾②，去除黑豆。
④作好的黑豆酒放在密封玻璃容器中，保存於陰涼處。

〈耳鳴、夜間頻尿〉

黑豆具有強肝補腎的作用，能增加血液，使體力復甦。對於發麻、疼痛及眼底出血有效。能改善耳鳴與夜間頻尿，最好每天飲用黑豆茶。

●黑豆茶的作法

〈材料〉黑豆五十克、水一・五公升。
〈作法〉
①黑豆洗淨，用水煮一小時，使黑豆的成分溶於水中。
②用布或濾網過濾，將煮汁倒入瓶中冷藏於冰箱內，飲用前用小火溫熱一

下。

●黑豆煮豬肝

〈材料〉黑豆六十克、豬肝二五〇克、當歸三十克、紅棗十五枚、精鹽、五香粉、麻油各適量。

〈作法〉

①將豬肝洗淨，切片。

②①與黑豆、當歸（紗布包裹）、紅棗一同入鍋，加水共煮湯。

③煮至豬肝、黑豆熟爛後，去當歸，加入精鹽、五香粉、麻油調味。

④佐餐食，量可隨意。

〈腎臟病、氣喘〉

一旦腎功能減退，全身的水分代謝不良，容易引發各種疾病。經常攝取黑豆，能夠提高掌控體內水分的腎的功能。黑豆的補腎效果自古以來即為人所知。

中國醫學認為，腎臟能夠幫助吸氣作用。當腎功能衰退時，吸氣作用會降低，容易引起氣喘發作。

胃腸較弱的人，容易引起氣喘。黑豆能夠強化腸胃，提高腎功能，改善氣喘。

●黑豆粥

〈材料〉黑豆三十克、白米六十克、花椒一・五克、枸杞十克、麻油二小匙、鹽½小匙。

〈作法〉

①黑豆事先用水泡軟，擱置一晚。第二天將黑豆煮約一小時，直到柔軟為止。

②黑豆及其煮汁加入米和三杯水共煮。

③用大火煮到沸騰後，改用小火煮半小時，用鹽調味，加上花椒、枸杞、

麻油即可。香氣四溢，美味可口。

●黑豆腐皮湯

〈材料〉黑豆、乾豆腐皮各五十克，蔥薑末、鹽、味精、麻油各適量。

〈作法〉

①黑豆用水洗淨後，煮至爛熟。

②加入乾豆腐皮煮至軟爛。

③撒入蔥、薑末、味精、鹽，淋上麻油。

〈減　肥〉

肥胖會帶來各種危害，不僅身體臃腫，行動不靈活，也容易引起高血壓、冠心病、高血脂症、關節炎、痛風、靜脈曲張、糖尿病與癌症等疾病。

同時，也容易因為身體走樣而出現焦慮、抑鬱等心理障礙，影響日常生活和社會活動。

可利用身體質量指數（ＢＭＩ）來推估自己是否肥胖，計算公式是：

體重kg÷身高㎡

ＢＭＩ小於二十為低體重，二十～二三為正常體重，二四～二五為超重，二六以上為肥胖。

肥胖者除了要控制飲食及改善飲食習慣外，也要適度的做運動，讓身體消耗的能量大於攝取的能量。

改變飲食習慣需要堅定的信念與毅力，極端的節食、斷食或運動不利於減肥。可藉助食物療法讓自己慢慢的瘦下來。

經常攝取黑豆或飲用黑豆茶，能夠健康的減肥。黑豆的利水作用能促進體內水分流動順暢，消除浮腫，預防肥胖。

除了將炒過的黑豆直接用滾水沖泡飲用外，也可以將炒過的黑豆加水煎煮飲用。

BMI	19	20	21	22	23	24	25	26	27	28	29	30	31	32	33	34	35
身高	體重																
147	41	44	45	48	50	52	54	56	59	61	63	65	67	69	72	73	76
150	43	45	47	49	52	54	56	58	60	63	65	67	69	72	74	76	78
152	44	46	49	51	54	56	58	60	63	65	67	69	72	74	76	79	81
155	45	48	50	53	55	57	60	62	65	67	69	72	74	77	79	82	84
157	47	49	52	54	57	59	62	64	67	69	72	74	77	79	82	84	87
160	49	51	54	56	59	61	64	66	69	72	74	77	79	82	84	87	89
163	50	53	55	58	61	64	66	68	71	74	77	79	82	84	87	89	93
165	52	54	57	60	63	65	68	71	73	76	79	82	84	87	90	93	95
168	54	56	59	62	64	67	70	73	76	78	82	84	87	90	93	95	98
170	55	57	61	64	66	69	72	75	78	81	84	87	90	93	96	98	101
172	57	59	63	65	68	72	74	78	80	83	87	89	92	95	98	101	104
175	58	61	64	68	70	73	77	80	83	86	89	92	95	98	101	104	107
178	60	63	66	69	73	76	79	82	85	88	92	95	98	101	104	107	110
180	62	65	68	71	75	78	81	84	88	91	94	98	101	104	107	110	113
183	64	67	70	73	77	80	83	87	90	93	97	100	103	107	110	113	117
185	65	68	72	75	79	83	86	89	93	96	99	103	107	110	113	117	120
188	67	70	74	78	81	84	88	92	95	99	102	106	109	113	116	120	123
191	69	73	76	80	83	87	91	94	98	102	105	109	112	116	120	123	127
196	71	74	78	82	86	89	93	97	100	104	108	112	115	119	123	127	130
BMI	19	20	21	22	23	24	25	26	27	28	29	30	31	32	33	34	35

‧黑豆茶的作法

〈材料〉黑豆三十克、水六〇〇毫升。

〈作法〉

①鍋中加水六〇〇毫升，水滾後放入三十克炒過的黑豆。

②用中火煮到水剩下半量為止，然後過濾。

③悶十分鐘後，倒入杯中飲用。

※虛冷症的人溫熱飲用，發燙體質的人冰冷後飲用更能提升效果。

‧黑豆糯米飯

〈材料〉黑豆、薏苡仁各適量，糯米、冬瓜子、黃瓜各適量。

〈作法〉

①黑豆、薏苡仁用水淘洗乾淨，放入鍋內先蒸二十分鐘。

②放入洗淨的糯米、冬瓜子加水蒸熟。

③起鍋後撒上黃瓜丁。

〈痛　經〉

在生理期間或生理期前後，出現週期性的小腹疼痛或腰痛，甚至劇痛而暈厥，稱為痛經。

痛經分為「原發性痛經」和「續發性痛經」。原發性痛經者的器官正常，並無其他骨盆腔的疾病。痛經的原因，是由於子宮內膜分泌過多的前列腺素而引起子宮收縮，導致子宮壁及血管平滑肌出現缺氧性的絞痛。這一型的痛經，症狀會隨著增齡而得到改善。

至於續發性痛經，則是因為骨盆腔的各種病變造成月經來時下腹疼痛。這些病變包括骨盆腔炎、經血阻塞、卵巢囊腫、子宮內膜瘜肉、子宮腺肌症和子宮內膜異位等。

續發性痛經的疼痛，會隨著生理天數的增加而加重，一直持續到月經結束為止。

續發性痛經多半出現在二十、三十歲層的女性身上，若不及時治療，則隨著年齡的增加疼痛會加劇。

很多女性都有痛經的困擾，但是卻羞於就醫，這是錯誤的觀念。未婚女性，尤其是不滿二十歲女性所出現的痛經，大多屬於原發性痛經，最好能由母親陪同前往就醫。

痛經的治療，無論是藥物或針灸，都只能治標而不能治本，應該要從日常保健做起。方法簡單介紹如下：

①生活

作息正常，擁有足夠的休息時間，讓身心獲得適度的放鬆。

②飲食

營養求取均衡，少吃辛辣或冰等刺激性食物，尤其冰品，容易造成子宮虛冷、氣血凝滯不暢而產生痛經。在夏天可以多攝取黑豆、薏仁、紅豆等具有消暑作用的食品，冬天將生薑熬湯食用，能溫暖子宮。

③運動

從事自己感興趣與能力所及的運動，每天適度的鍛鍊，能促進血液循環，去除瘀血。

④情緒

痛經和情緒有關。保持情緒穩定和愉快的心情，能夠舒緩痛經。

•黑豆米酒雞蛋湯

〈材料〉黑豆六十克、雞蛋二個、米酒一二〇毫升。

〈作法〉

①黑豆、雞蛋加水同煮，蛋煮熟後去殼再煮。

②煮到黑豆熟爛後，加入米酒略煮即可。

•黑豆紅糖煮雞蛋

〈材料〉黑豆六十克、雞蛋二個、紅糖適量。

〈作法〉

①黑豆、雞蛋加水共煮，蛋熟後去殼再煮。
②煮到黑豆熟爛後，加入紅糖調勻即可。

●黑豆核桃仁粥

〈材料〉黑豆五十克、核桃仁三十克、白米一〇〇克、黑棗六顆。

〈作法〉
①黑豆用水泡軟，白米洗淨，核桃仁搗碎。
②鍋內加入適量的水，放入白米、黑豆、核桃仁、黑棗共煮成粥，熟後即可。

●黑豆鯉魚湯

〈材料〉黑豆六十克、鯉魚一條（約五百克）、紅棗十五枚、豬瘦肉四百克、陳皮十克、生薑、鹽各適量。

〈作法〉

①炒鍋上火燒熱，放入洗淨的黑豆，用中火炒至黑豆的外衣破裂備用。
②將紅棗洗淨去核。
③豬瘦肉洗淨，切片。
④陳皮浸軟。
⑤鯉魚去鰓、內臟、用鹽擦去魚身黏液，沖洗淨，抹乾。
⑥炒鍋上火，放油燒熱，將鯉魚煎至微黃，鏟出，用水略沖。
⑦鍋洗淨，加水燒沸，下黑豆、陳皮、豬瘦肉、生薑片。
⑧先用中火煲一小時，再添適量開水，放入紅棗和煎鯉魚，用小火煲二小時，加鹽調味。

〈自汗、盜汗〉

人在清醒狀態下，並未受熱也未勞動，同時也沒有從事運動，但是卻汗流不止，出汗後又畏寒，精神倦怠，稱為自汗。

所謂盜汗，是指在熟睡狀態下不自覺的出汗，醒後汗止，感覺煩熱。黑豆具有滋補肝腎、活血利水、祛濕解毒等作用，能改善盜汗、心煩、失眠等症狀。

・黑豆小麥湯

〈材料〉黑豆三十克、小麥三十克。

〈作法〉

①黑豆、小麥加水煎煮飲用。

・黑豆小麥蓮子湯

〈材料〉黑豆三十克、小麥三十克、蓮子七顆、白米六十克、冰糖三十克

〈作法〉

①黑豆、小麥、蓮子、黑棗、白米洗淨，冰糖搗碎備用。

②鍋內加入適量的水，放入黑豆、小麥、蓮子、黑棗、白米共煮成粥。

③即將煮熟前加入冰糖煮到粥熟即可。

•黑豆紅棗

〈材料〉黑豆九十克、紅棗十五枚、紅糖十克。

〈作法〉

①紅棗用溫水浸泡片刻，洗淨備用。

②黑豆洗淨，放入鍋中，加水適量，先用小火慢煮三十分鐘。

③加入紅棗、紅糖，再燒煮三十分鐘，直至黑豆酥爛時即可。

〈白　帶〉

根據臨床醫師的經驗，婦科病人中，四分之三以上的患者都有白帶。

白帶是不帶血、異常的陰道分泌物。大多伴隨子宮頸炎或陰道炎而出現，是一種症狀，也是很多疾病的共同表現。

出現白帶，表示在女性的生殖器官中存在某種不正常的情況。

白帶的原因有很多，例如，罹患陰道炎、子宮頸炎、子宮頸潰瘍、子宮頸糜爛、子宮蓄膿、子宮內膜炎，以及骨盆腔內的臟器炎，還有子宮和子宮頸的一些腫瘤等，都可能出現白帶。

中醫把白帶的病因一般分為脾虛、腎虛、肝膽濕熱等原因。其治法，西醫一般採用消炎或清除致炎因素，中醫則採用健脾、補腎、清利濕等法。

引起白帶的原因相當複雜，可能是某種嚴重疾病的警訊，不可輕忽。

如果白帶的量明顯增加且色質和氣味異常，就要儘早就醫。症狀輕微者，藉由攝取黑豆能夠大幅改善。

●黃沙土炒黑豆

〈材料〉黑豆一〇〇〇克、黃沙土五〇〇〇克。

〈作法〉

①黃沙土先在鍋裡炒熱。

②再放入黑豆一起炒到熟為止，每天攝取黑豆。

〈缺鐵性貧血〉

缺鐵性貧血是指，體內可以用來製造血紅蛋白的貯存鐵被用盡，血紅蛋白的生成受到抑制，因而引起貧血。

缺鐵性貧血是各種貧血疾病中最常見的一種，對人體的影響極大，分布於各年齡層，尤以青春期女性最多見。

一般臨床症狀為頭痛、頭昏眼花、容易疲勞、無氣力、心悸、呼吸急促、耳鳴、食慾不振、腹脹等。

兒童或青少年患者，會出現發育遲緩、體重減輕、體力下降、智力減退、注意力不集中、情緒不穩定、焦躁、易怒、冷漠等現象，甚至出現嗜食冰、泥土、漿糊、粉筆等異食癖，造成體力不支。

改善缺鐵性貧血，首先要根除出血的原因，同時補充鐵劑，攝取富含鐵質的食品，例如紫菜、黃豆、芹菜、菠菜、動物肝臟、蛋類等。

黑豆含有包括鐵質在內的各種優質營養素。其中的葉酸、維他命B_{12}、β胡蘿蔔素等能夠預防貧血。此外，黑豆中的有機鐵含量豐富，容易被人體吸收，有助於改善各種貧血。

●黑豆粥

〈材料〉黑豆五十克、白米一〇〇克。

〈作法〉

①黑豆、白米洗淨備用。

②鍋內加入適量的水，放入黑豆先煮十五分鐘，再加入白米煮到粥熟。可搭配豆腐乳一起吃。

●黑豆炖豬肉

〈材料〉黑豆三〇〇克、豬肉一〇〇克、鹽、味精、高湯、植物油、太白粉。

〈作法〉

①黑豆洗淨，用清水泡軟，去皮，瀝乾水分。

②豬肉切成黃豆大小的細粒。

③炒鍋上火，放油燒至五成熟，先下豬肉粒煸炒，至水分煸乾，再下黑豆煸炒，加入高湯、鹽調味，在中火上炖至黑豆熟。

④放加水太白粉、味精，勾成稀芡。

〈風濕性關節炎〉

這是一種反覆發作的全身性結締組織病變，也是一種常見的疾病。

臨床症狀為關節、肌肉、筋骨感覺疼痛、酸痛、麻痺、沉重，活動受到障礙。容易因為氣候變化、寒冷刺激、過度勞累等誘因而發作。

發作時患部疼痛劇烈，有灼熱感。一旦延誤治療，會導致關節變形，甚至彎腰駝背，足不能行，手不能抬，無法處理日常生活。嚴重者，會危及心臟，引起風濕性心臟瓣膜病。

發病原因尚不明確，一般認為，可能與A型溶血性鏈球菌感染後引起生物的變態反應有關。

疼痛經常出現在手腕、指關節，以及趾、膝、踝、肘、肩部等關節。呈對稱性、持續性，症狀時好時壞。疼痛的關節往往伴隨出現壓痛。

風濕是各種原因累積而造成的難纏疾病。由於各種因素使得患部的體液循環不暢，關節出現腫脹，所以，當務之急是要改善體液的停滯。

腎臟掌管體液，黑豆能夠活血利水，祛風解毒，提高腎功能，改善風濕性關節炎。

經常攝取黑豆食品，不僅能改善風濕痛，也能舒緩關節痛與肌肉痛。

●黑豆紅糖粥

〈材料〉黑豆三十克、白米六十克、紅糖三十克。

〈作法〉

①黑豆事先用水泡軟，白米洗淨備用。

②鍋內加入適量的水，放入黑豆、白米煮粥。即將熟時加入紅糖再煮三分鐘即可。

●黑豆鯉魚粥

〈材料〉鯉魚一條（約五〇〇克）、黑豆、紅豆各五十克、米一〇〇克、蔥花、生薑末、熟豬油、胡椒粉、黃酒、鹽、味精各適量。

〈作法〉

①鯉魚先洗一次，去鱗、鰓及內臟，再洗淨待用。

②黑豆、紅豆洗淨待用。

③鯉魚放入鍋內，加入蔥花、生薑末、黃酒、胡椒粉及適量清水，用大火煮沸，加入熟豬油，轉用中火煮至魚肉熟爛，用湯篩過濾去魚刺。

④淘洗淨的米、黑豆、紅豆一起放入鍋內，再加入適量清水，大火煮沸。

⑤改用小火煮至米開花、豆爛時，調入鹽、味精。

〈尿路結石〉

尿路結石又稱之為尿石症，包括腎結石、輸尿管結石、膀胱結石與尿道結石。臨床上，將腎與輸尿管結石合稱為上尿道結石，膀胱和尿道結石合稱為下尿道結石。

目前原因不明，一般認為，可能與自然環境、家族遺傳、代謝異常（高草酸鈣、高磷酸鈣、高尿酸鈣）、營養失調、飲食習慣、感染、泌尿系統疾病、異物、尿瘀積等因素有關。

青壯年較容易罹患尿路結石。可能長期以來沒有症狀，不過，一旦活動的結石突然阻塞，就會引起絞痛、頻尿、排尿痛、血尿等症狀。

患者可能會伴隨出現臉色蒼白、大汗淋漓、腹脹、噁心、嘔吐等症狀。嚴重時會引起腎積水，造成腎功能不良。

如果結石很小，同時腎功能沒有大礙，也沒有合併感染症時，可以藉由大量喝水，增加尿量讓結石自然排出。

結石多半與飲食有關，只要稍加留意，就能夠加以預防。少吃富含嘌呤和草酸鈣的食物，例如動物的肝、腎等內臟和菠菜等，同時也要控制鹽分的攝取量，多吃蔬菜和水果，藉此能減少尿酸結石的生成。

蔬果類所含的嘌呤極少，幾乎都是鹼性食品，能夠增加尿酸在尿液的溶解度。不過，最好的方法還是要多喝水，至少一天喝二公升以上。

中醫師認為，黑豆可以強化腎功能，有助於排尿，進而改善尿結石，值得一試。

●冬瓜皮黑豆粥

〈材料〉冬瓜皮九十克、黑豆五十克、白米一〇〇克。

〈作法〉

①冬瓜皮洗淨後切片，用乾淨的紗布包好。黑豆、白米洗淨備用。

②鍋內加入適量的水，放入冬瓜皮袋、黑豆煮二十分鐘，撈出冬瓜皮袋，加入白米煮粥，熟後即可。

〈血尿〉

血尿是指尿液中混有血液或血塊的病症。亦即是尿液中存在較多的紅血球。肉眼可以看到的尿血稱為「肉眼血尿」，在顯微鏡下才看得到的血尿稱為「鏡下血尿」。

引起血尿的原因很多，包括全身性的疾病，例如，白血病、再生障礙性貧血等，以及泌尿系統疾病，例如，腎炎、腎結核、尿路結石、泌尿系統腫瘤、前列腺疾病等。

遇到血尿，尤其是無痛血尿，應及時到醫院檢查治療，以免耽誤病情。

黑豆能強化肝腎，具有活血利水與祛風解毒的作用，能改善尿血症狀。

・柿餅黑豆粥

〈材料〉柿餅二個、黑豆三五克、白米一〇〇克、黑棗六顆、冰糖二十克

〈作法〉

①黑豆事先用水泡軟。柿餅去蒂，切成小塊。白米、黑棗洗淨備用。

②鍋內加入適量的水，放入黑豆、白米、黑棗、柿餅共煮成粥。熟後調入冰糖即可。

〈浮　腫〉

一旦身體虛弱，無法順暢的排出水分，體內積存的老舊水分會使身體浮腫。攝取黑豆，能夠強化肝腎，提高造血、滋養、解毒等作用。換言之，能製造優質血液，使營養送達全身，排除體內的老廢物質，增加對付疾病的抵抗力。

黑豆能促進體液和水分流動順暢，使體內積存的老舊水分成為尿迅速排出體外，進而達到消除浮腫的作用。

將黑豆食品納入每天的菜單中，不但能夠維持健康、抗衰老，也能養顏美容，保持苗條的身材。

不拘多少的黑豆用水煎煮，入酒少許，飲湯食豆，可治浮腫。

●黑豆小紅豆粥

〈材料〉黑豆三十克、小紅豆三十克、白米六十克。

〈作法〉

①小紅豆用熱水浸泡一晚。黑豆事先煮軟備用。

②鍋內加入適量的水，放入事先煮軟的黑豆及其煮汁、泡軟的小紅豆、白米共煮成粥。

③用大火煮到水沸騰後，改用小火煮三十～四十分鐘即可。

・黑豆薏仁湯

〈材料〉黑豆二〇〇克、薏仁三十克。

〈作法〉

①黑豆、薏仁洗淨備用。

②鍋內加入適量的水煮黑豆、薏仁。

③水沸後煮一小時，飲湯食豆。

・黑豆粉

〈材料〉黑豆五〇〇克。

〈作法〉

①黑豆洗淨，煮至皮乾，再將其研為細粉。

②每天三次，每次六克，以米湯服飲。

〈養肝補腎〉

肝、腎是人體相當重要的器官。肝臟是人體最大的化學工廠，供給身體一切活動所需要的能量，負責體內各種代謝與解毒等作用。

腎臟則是與人體的排泄有關，掌管人類的成長、發育、生殖，活化臟器功能，是積存能量之處。肝臟與腎臟是生命的能源。

肝臟和腎臟掌管生命的能量，一旦肝、腎受損，體力會極端的衰退，引發各種疾病。

自古以來，人們都知道黑豆能夠強肝補腎。經常攝取黑豆，能改善各種症狀與疾病，有助於增進與維持健康。

黑豆具有利尿、解毒、解熱、活血、祛風等作用，能提高肝臟與腎臟的功能，改善各種疾病。

•天門冬黑豆粥

〈材料〉天門冬、黑豆、黑芝麻各三十克，糯米六十克、冰糖適量。

〈作法〉

①天門冬、黑豆、黑芝麻和糯米洗淨。

②鍋內加入適量的水，放入天門冬、黑豆、黑芝麻、糯米共煮成粥。粥熟後加入冰糖再煮沸即可。

•黑豆排骨湯

〈材料〉黑豆二〇〇克、小排骨一五〇克、薑二片、鹽一小匙。

〈作法〉

①黑豆洗淨泡水八小時。小排骨洗淨用滾水燙過備用。

②鍋內加入八杯水，煮滾後放入黑豆、小排骨和薑片，沸騰後改用中火煮半小時，加入鹽調味即可。

〈整腸健胃〉

脾胃虛弱，或食用較多的生冷飲食，或偶爾受寒，都可能發生胃腹寒痛。腹瀉指腹痛、便泄、排便比較通暢，沒有膿血的病症，即現代醫學的胃腸炎、胃腸型感冒，結腸過敏等。

黑豆能夠整腸健胃，提高身體的活力。

●紅薯黑豆粥

〈材料〉紅薯、白米各一〇〇克，黑豆三十克。

〈作法〉

①紅薯洗淨去皮後切片。

②紅薯、黑豆、白米加水共煮成粥。

•黑豆柏子仁湯

〈材料〉黑豆六十克、柏子仁十五克、棗仁十克。

〈作法〉

①黑豆、柏子仁洗淨與棗仁一起放入鍋中。

②加水適量，煮至黑豆熟爛即可。

•黑豆車前湯

〈材料〉黑豆、綠豆各五十克，車前子十五克，蜂蜜約十cc。

〈作法〉

①車前子浸洗一遍，用潔淨的紗布袋裝好，與洗淨的黑豆、綠豆一起放入鍋中。

②加適量的水，煎煮至豆爛熟，離火稍涼，棄布袋，調入蜂蜜即可。

③每天早晚，吃豆喝湯。

〈黑豆美食〉

•五目煮黑豆

〈材料〉黑豆一〇〇克、胡蘿蔔、牛蒡、蒟蒻各五十克，香菇二朵、砂糖、醬油、料酒各少量，高湯一杯。

〈作法〉

①黑豆洗淨泡水擱置一晚。為了增添黑豆的美味，可放入砂糖與醬油各一大匙一起浸泡。

②胡蘿蔔、牛蒡、蒟蒻切成一公分的丁狀。牛蒡泡水去除澀液。蒟蒻事先煮過。香菇泡軟後切成一公分的丁狀，浸泡液保留備用。

③黑豆連同浸泡液一起放入鍋中，煮沸後改用小火煮半小時，熄火，冷卻十分鐘後再開火，煮半小時後再熄火。

④加入一杯高湯、香菇及其浸泡液、牛蒡、蒟蒻、胡蘿蔔，煮滾後，加入一大匙砂糖、料酒與醬油各二大匙，開小火煮半小時即告完成。

•黑豆南瓜拌美乃滋

〈材料〉水煮黑豆二〇〇克、南瓜¼個、美乃滋一二〇毫升、砂糖和醬油各少許。

〈作法〉

①南瓜切成一公分的丁狀，煮過後去除水分，冷卻備用。

②將①與黑豆混合，用美乃滋、砂糖、醬油調味即可。

第九章　黑豆的Q＆A

Q1：為什麼吃黑豆能降低中性脂肪？

A1：黑豆具有解毒與活血等作用。所謂活血作用，是指促進體內血液循環的作用。

解毒與活血作用發揮相輔相成的效果，能排除血液中脂肪等老廢物質。

Q2：攝取黑豆能改善老人的耳鳴嗎？

A2：黑豆這種黑色物質會作用於腎臟。腎臟是蓄積生命能量的場所。老人的耳鳴是因為生命力減退所致。

黑豆能提高腎功能，增加生命力，改善耳鳴。

Q3：生的黑豆與炒過的黑豆是否效果相同？

A3：中醫師認為，具有溫熱身體的性質稱為「溫」，冷卻身體的性質稱為「涼」，介乎兩者之間的性質稱為「平」。生的黑豆性平，炒過的黑豆則性溫，煮過的黑豆性涼。因為虛冷症而關節疼痛時，最好使用炒過的黑豆。

Q4：是否可以混合蜂蜜、砂糖來製作黑豆酒？

A4：沒問題。蜂蜜能夠提高胃腸功能，使排便順暢，同時也有止咳的效果。至於砂糖，最好使用富含鈣質等礦物質且具有降血糖作用的黑砂糖。

Q5：黑豆酒浸泡一晚的時間就夠了嗎？

A5：黑豆藥效主要是在皮的黑色部分。黑豆浸泡在酒中經過數小時後，黑色就會溶於酒中，所以，擱置一晚就足夠了。炒過的黑豆較容易溶出藥效成分，若只是浸泡一晚，最好使用炒過的黑豆。

Q6：黑豆酒的一次用量為何？

A6：因體質和症狀不同而異，通常一～二小杯。不要一次大量飲用，長期持續每天少量飲用是重點。

Q7：使用何種酒來製作黑豆酒較好呢？

A7：可依個人的喜好來選擇。但是，不擅長飲酒的人要考慮酒精濃度的問題。基本上，任何一種酒類製作出來的黑豆酒都能奏效。

一般以米酒來浸泡。

Q8：可以用水清洗黑豆表面的污垢嗎？

A8：只要用乾布擦拭即可。黑豆皮中的黑色素含有抗衰老成分，用水清洗會溶出一些色素，而且製作出來的黑豆酒其品質也較差。

Q9：不會喝酒的人該如何攝取黑豆呢？

A9：酒與黑豆搭配能夠提升效果。不會喝酒的人，可將黑豆酒煮沸，讓酒精揮發。也可以用熱水調勻飲用。

Q10：如何保存作好的黑豆酒？

A10：若要長期保存，就不要過濾，直接以浸泡黑豆的方式保存。一般而言，使用酒精濃度二五度以上的酒可以保存三年左右，利用清酒製成的黑豆酒可以保存三個月。

Q11：黑豆酒可以和藥物併用嗎？

A11：通常，具有相同作用的藥物或會作用於相同器官的藥物併用，容易產生副作用。黑豆會作用於腎，而幾乎很少藥物會對腎產生作用，因此，基本上併用沒有問題。但是，因為酒具有加速藥物循環的性質，所以，服用安眠藥或鎮靜劑的人，最好先將黑豆酒加熱，讓酒精揮發後再飲用。

Q12：浸泡酒之後殘留的黑豆也可以吃嗎？

A12：當然可以。浸泡酒之後殘留的黑豆具有消腫作用。

Q13：可以用黑豆來製作醋豆嗎？

A13：當然沒問題。醋豆能改善及預防各種生活習慣病。尤其中年以後，容易出現老化、腎虛的現象，攝取黑豆製成的醋豆能得到很好的營養與效果。

Q14：一天當中何時飲用黑豆酒最適宜呢？

A14：於早、午、晚三餐飯前飲用最為理想。不勝酒力的人可以在飯後飲用。但畢竟是酒，所以，早上要控制飲用量。

Q15：肝病患者可以飲用黑豆酒嗎？

A15：東方醫學認為腎臟可以代替運行肝臟的功能，亦即主張「肝腎同源」。黑豆能強化腎功能，也能排除體內的毒，提高肝功能，所以，肝病患者可以飲用黑豆酒。但是，酒的確會增加肝臟的負擔，所以最好先加熱，讓酒精揮發後再飲用。

Q16：為什麼吃黑豆能使頭髮變黑？

A16：腎臟是貯存生命力的部位，一旦生命力減退，會引起各種疾病或症狀。白髮是一種老化現象。黑豆能夠強化腎功能，提高生命力，使白髮慢慢的變黑。

Q17：攝取黑豆真的能改善便秘嗎？

A17：是的。黑豆的利水作用能滋潤腸管，使胃腸充分蠕動，同時黑豆本身也富含膳食纖維，所以，能改善或消除便秘。

Q18：為什麼攝取黑豆能改善肌膚狀況？

A18：首先是黑豆能改善便秘，去除體內的毒素。其次，藉由黑豆的利水作用，能使原本缺乏水分的肌膚變得光滑滋潤。

Q19：黑豆對於梅尼埃爾病有效嗎？

A19：梅尼埃爾病可說是多餘的水分到達頭部而引起頭暈的疾病。一旦腎功能減退，全身的水分代謝不良，容易出現頭暈。

黑豆能強化腎功能，排除體內多餘的水分，改善梅尼埃爾病。

Q20：為什麼吃黑豆能有效的降壓？

A20：黑豆的利水作用能使體液等水分順暢的流動，而活血作用能使血液循環順暢，達到降壓效果。

Q21：任何體質的人都適合攝取黑豆嗎？

A21：是的。黑豆的藥性溫和，不會使身體冷卻或溫熱，不論是寒、熱、虛、實，任何體質的人都可以安心攝取。藥性穩定，能夠長期食用。

Q22：為什麼吃黑豆能減肥呢？

A22：通常，肥胖者的體內積存過多的水分，黑豆具有利水作用，能強化腎臟，調節全身的水量，促進排尿、排便正常。同時也具有排毒作用，有助於消除肥胖與浮腫。

Q23：黑豆的效果優於黃豆嗎？

A23：中國醫學認為黑豆的效果比黃豆更廣，將黑豆當成藥材使用。根據文獻記載，黑豆具有促進血液循環及利尿等多種特殊作用，能預防各種生活習慣病。

Q24：黑豆能改善中老年人常見的腰痛嗎？

A24：黑豆的主要功效是利尿、活血、祛風、解毒。腰痛的人會有瘀血的現象，即血液循環不順暢，停滯於局部。藉由黑豆的活血作用，即可改善腰痛。

Q25：黑豆對於中期以後的糖尿病有效嗎？

A25：糖尿病進入中期後，肝、腎功能衰退，排尿次數增加，容易疲倦。持續攝取黑豆，能夠強肝補腎，增加血液，恢復體力。同時能舒緩糖尿病併發症所引起的發麻、疼痛，也能預防眼底出血和壞疽。

Q26：為什麼黑豆對老年人的夜間頻尿有效？

A26：高齡者的夜間頻尿，是因為膀胱、腎臟衰弱或疲勞而引起，是一種老化現象。黑豆作用於生命能源場所的腎臟，使全身體力復甦，改善因為老化現象而產生的任何症狀或疾病。

Q27：黑豆對於各種毒都有效嗎？

A27：自古以來，大家都知道黑豆能解百毒，具有強大的解毒作用，對於包括食物、藥物或酒精在內的各種物質所引起的中毒都有效。

Q28：可以期待黑豆改善更年期障礙嗎？

A28：更年期障礙是因為雌激素的分泌減少所致，會出現頭暈、焦躁、全身發熱等症狀。黑豆中含有異黃酮，能發揮類似雌激素的作用，預防及改善更年期障礙。

Q29：黑豆的抗氧化力優於黃豆嗎？

A29：黃豆中含有多酚、皂苷等抗氧化物質，能夠消除活性氧，預防各種疾病。而黑豆中還含有黃豆所沒有的花青素這種抗氧化物質，抗氧化力優於黃豆。

Q30：喝黑豆茶能改善突出的下腹嗎？

A30：持續喝黑豆茶能使排便順暢，下腹變得平坦。此外，隨著便秘的消失，肌膚也變美了。根據報告指出，黑豆能防止因為激素失調而造成腹部脂肪的異常堆積。

大展出版社有限公司
品冠文化出版社

圖書目錄

地址：台北市北投區（石牌）致遠一路二段 12 巷 1 號
電話：(02) 28236031
28236033
28233123
郵撥：01669551＜大展＞
19346241＜品冠＞
傳真：(02) 28272069

・熱門新知・品冠編號 67

1.	圖解基因與 DNA		中原英臣主編	230 元
2.	圖解人體的神奇	（精）	米山公啟主編	230 元
3.	圖解腦與心的構造	（精）	永田和哉主編	230 元
4.	圖解科學的神奇	（精）	鳥海光弘主編	230 元
5.	圖解數學的神奇	（精）	柳 谷 晃著	250 元
6.	圖解基因操作	（精）	海老原充主編	230 元
7.	圖解後基因組	（精）	才園哲人著	230 元
8.	圖解再生醫療的構造與未來		才園哲人著	230 元
9.	圖解保護身體的免疫構造		才園哲人著	230 元
10.	90 分鐘了解尖端技術的結構		志村幸雄著	280 元
11.	人體解剖學歌訣		張元生主編	200 元

・名人選輯・品冠編號 671

1.	佛洛伊德	傅陽主編	200 元
2.	莎士比亞	傅陽主編	200 元
3.	蘇格拉底	傅陽主編	200 元
4.	盧梭	傅陽主編	200 元
5.	歌德	傅陽主編	200 元
6.	培根	傅陽主編	200 元
7.	但丁	傅陽主編	200 元
8.	西蒙波娃	傅陽主編	200 元

・圍棋輕鬆學・品冠編號 68

1.	圍棋六日通	李曉佳編著	160 元
2.	布局的對策	吳玉林等編著	250 元
3.	定石的運用	吳玉林等編著	280 元
4.	死活的要點	吳玉林等編著	250 元
5.	中盤的妙手	吳玉林等編著	300 元
6.	收官的技巧	吳玉林等編著	250 元
7.	中國名手名局賞析	沙舟編著	300 元
8.	日韓名手名局賞析	沙舟編著	330 元

・象棋輕鬆學・品冠編號 69

1.	象棋開局精要	方長勤審校	280 元
2.	象棋中局薈萃	言穆江著	280 元
3.	象棋殘局精粹	黃大昌著	280 元
4.	象棋精巧短局	石鏞、石煉編著	280 元

・生活廣場・品冠編號 61

1.	366 天誕生星	李芳黛譯	280 元
2.	366 天誕生花與誕生石	李芳黛譯	280 元
3.	科學命相	淺野八郎著	220 元
4.	已知的他界科學	陳蒼杰譯	220 元
5.	開拓未來的他界科學	陳蒼杰譯	220 元
6.	世紀末變態心理犯罪檔案	沈永嘉譯	240 元
7.	366 天開運年鑑	林廷宇編著	230 元
8.	色彩學與你	野村順一著	230 元
9.	科學手相	淺野八郎著	230 元
10.	你也能成為戀愛高手	柯富陽編著	220 元
12.	動物測驗—人性現形	淺野八郎著	200 元
13.	愛情、幸福完全自測	淺野八郎著	200 元
14.	輕鬆攻佔女性	趙奕世編著	230 元
15.	解讀命運密碼	郭宗德著	200 元
16.	由客家了解亞洲	高木桂藏著	220 元

・血型系列・品冠編號 611

1.	A 血型與十二生肖	萬年青主編	180 元
2.	B 血型與十二生肖	萬年青主編	180 元
3.	0 血型與十二生肖	萬年青主編	180 元
4.	AB 血型與十二生肖	萬年青主編	180 元
5.	血型與十二星座	許淑瑛編著	230 元

・女醫師系列・品冠編號 62

1.	子宮內膜症	國府田清子著	200 元
2.	子宮肌瘤	黑島淳子著	200 元
3.	上班女性的壓力症候群	池下育子著	200 元
4.	漏尿、尿失禁	中田真木著	200 元
5.	高齡生產	大鷹美子著	200 元
6.	子宮癌	上坊敏子著	200 元
7.	避孕	早乙女智子著	200 元
8.	不孕症	中村春根著	200 元
9.	生理痛與生理不順	堀口雅子著	200 元

國家圖書館出版品預行編目資料

黑豆健康法／劉淑玉主編
　－初版－臺北市，大展，民 97.12
　　面；21 公分－（元氣系列；12）
　ISBN 978-957-468-650-6（平裝）
　1.食療　2.豆菽類　3.健康食品
　418.914　　　　　　　　　　　97019056

黑豆健康法　　ISBN 978-957-468-650-6

主 編 者／劉　淑　玉
發 行 人／蔡　森　明
出 版 者／大展出版社有限公司
社　　址／台北市北投區（石牌）致遠一路 2 段 12 巷 1 號
電　　話／(02) 28236031・28236033・28233123
傳　　真／(02) 28272069
郵政劃撥／01669551
網　　址／www.dah-jaan.com.tw
E-mail／service@dah-jaan.com.tw
登 記 證／局版臺業字第 2171 號
承 印 者／傳興印刷有限公司
裝　　訂／建鑫裝訂有限公司
排 版 者／千兵企業有限公司
初版1刷／2008 年（民 97 年）12　月
初版2刷／2010年（民99年）12　月　　定　價／180 元

大展好書　好書大展
品嘗好書　冠群可期

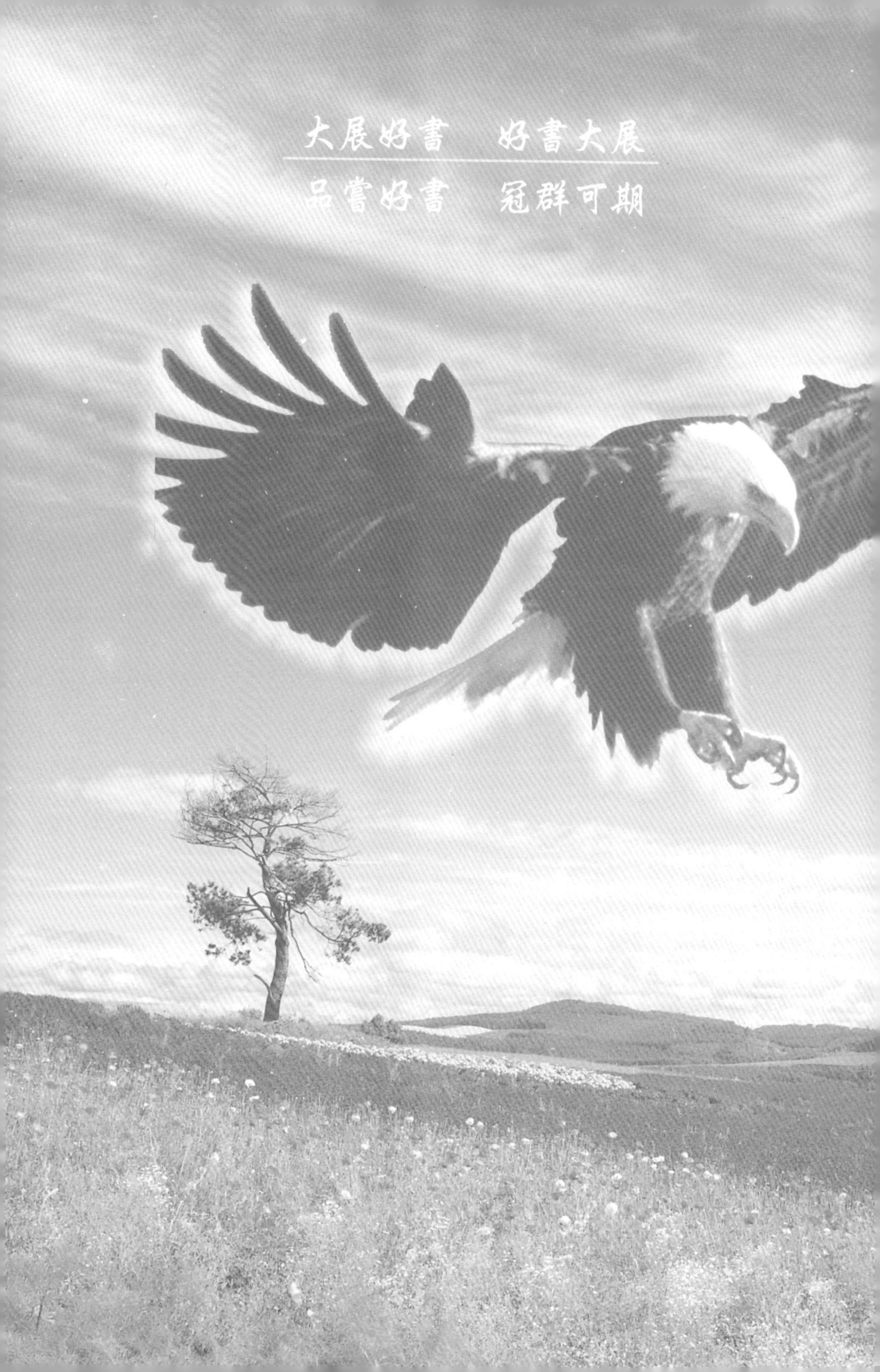
大展好書　好書大展
品嘗好書　冠群可期